快读慢活

陪伴女性终身成长

Increasing Immunity through
Eating Habits and Diet

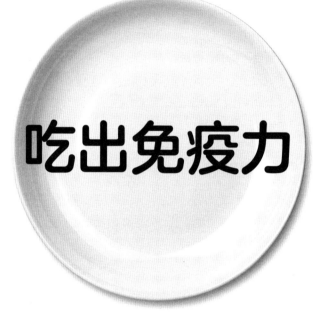

吃出免疫力

[日] 石黑成治 著

安忆 译

天津出版传媒集团

天津科学技术出版社

TABETEMO FUTORAZU, MEN-EKI-RYOKU GA TSUKU SHOKUJIHO
Copyright © Seiji Ishiguro 2020
All rights reserved.
Original Japanese edition published by CrossMedia Publishing Inc.
This Simplified Chinese edition published
by arrangement with CrossMedia Publishing Inc., Tokyo
in care of FORTUNA Co., Ltd., Tokyo
经授权，北京快读文化传媒有限公司拥有本书的中文简体字版权
天津市版权登记号：图字02-2023-250号

图书在版编目（CIP）数据

吃出免疫力 / （日）石黑成治著；安忆译 . -- 天津：
天津科学技术出版社，2024.5

ISBN 978-7-5742-2145-1

Ⅰ . ①吃… Ⅱ . ①石… ②安… Ⅲ . ①医学－免疫学
Ⅳ . ① R392

中国国家版本馆 CIP 数据核字 (2024) 第 097248 号

吃出免疫力
CHICHU MIANYILI
责任编辑：张建锋
责任印制：兰　毅

出　　版：天津出版传媒集团
　　　　　天津科学技术出版社
地　　址：天津市西康路35号
邮　　编：300051
电　　话：(022)23332400
网　　址：www.tjkjcbs.com.cn
发　　行：新华书店经销
印　　刷：天津联城印刷有限公司

开本 880×1 230　1/32　印张 7.25　字数 102 000
2024年5月第1版第1次印刷
定价：58.00元

用身边的食材
吃出免疫力、提高免疫力

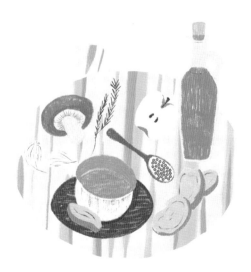

大蒜

Garlic

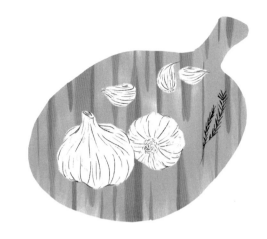

我们肠道内的有益菌需要以益生元为食物，而大蒜正是双歧杆菌（一种能改善肠道环境的有益菌）的益生元。它能抑制致病细菌（有害菌）的繁殖。

此外，大蒜还含有能帮助免疫系统与细菌对抗的化学物质——蒜氨酸，当我们捣碎或咀嚼大蒜时，蒜氨酸就会转化为大蒜最主要的有效成分——大蒜素。大蒜素中含有硫，这种成分为大蒜带来独特的香气与风味。大蒜素的代谢产物可提高人体的免疫功能，它能刺激巨噬细胞、淋巴细胞、自然杀伤细胞（NK细胞）、树突状细胞、嗜酸性粒细胞等免疫细胞，从而激活人体的免疫系统。

研究发现，服用大蒜提取物，能促进淋巴细胞增殖，缓解感冒、流感的症状，并缩短病程。还有研究数据显示，在秋季服用大蒜提取物，冬季患上感冒的概率会下降63%。

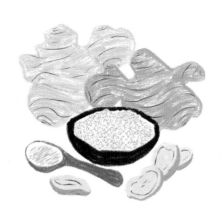

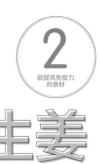
生姜
Ginger

生姜具有助消化、止吐、改善流感和感冒症状的效果，自古就被用于传统医疗和替代医疗中。

生姜独特的香气与风味来自其中的成分——姜辣素，这是生姜主要的生物活性物质，具有强大的抗炎、抗氧化作用，因而可以改善关节痛和痛经。同时，姜辣素对大脑的炎症也有改善效果，还能预防认知症。

此外，生姜还具有促进胃肠蠕动的作用，让胃内积食尽快排空，从而增强胃肠功能。生姜还能抗细菌、抗真菌，抑制多种细菌、真菌的繁殖。它不仅能对抗口腔中的有害菌，预防牙周病，还能强化人体对呼吸道合胞病毒（RSV）的抵抗力。

将生姜切成薄片，加水煮15分钟，再加入鲜柠檬和蜂蜜就制成了生姜茶。感冒时，可以喝一些来缓解症状。

菌菇
Mushroom

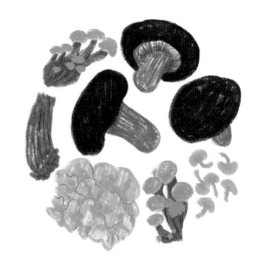

　　菌菇的形态、大小各异。除了常见的香菇、金针菇、滑子菇等，还有一些被称为药用真菌的菌菇，如灵芝、猴头菇、冬虫夏草等。菌菇富含膳食纤维，膳食纤维能促进肠道蠕动、改善肠道环境，是提升免疫力不可或缺的物质。

　　β-葡聚糖是菌菇所含的水溶性膳食纤维之一。多年的研究报告显示，β-葡聚糖是最佳的免疫调节剂。免疫调节剂是能激活免疫功能的物质。目前，大量研究正在不断探究β-葡聚糖的抗癌功效。日本一直使用香菇提取物进行癌症治疗。

　　长时间的高强度运动会降低人体的免疫力。因此，顶级的专业运动员其实很容易遭受感染。有研究报告证明，平菇中的β-葡聚糖能增加血液中的淋巴细胞数量，帮助专业运动员预防感冒。

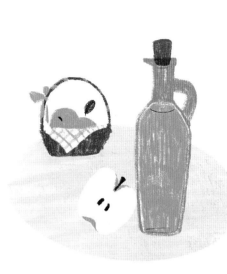

苹果醋
Apple Cider Vinegar

　　苹果醋是用苹果汁发酵制成的果醋。与熟成的红葡萄酒一样，苹果醋的酸度高且有强烈的香气。苹果醋所含的高浓度维生素C、膳食纤维和有机酸都具有提高免疫力的功效。

　　正如谚语"一天一苹果，医生远离我"所言，苹果是有益身体健康的水果。

　　苹果中的苹果多酚具有强大的抗氧化作用。不仅如此，其中的膳食纤维——苹果果胶能改善肠道功能，具有通便和调理肠道的功效。想要获得苹果醋的保健功效，请一定要选择含有沉淀物（其中含有益生菌"醋母"）的苹果醋产品。

　　虽然暂无研究证明苹果醋能直接抵御感冒和其他感染症，但富含维生素C和丰富有益菌的苹果醋自古就被用于民间疗法。古希腊有一种名为"醋蜜剂"的感冒药，顾名思义就是用醋与蜂蜜混合制成的。苹果醋还可以加水稀释后当作漱口水使用。

绿茶

Green Tea

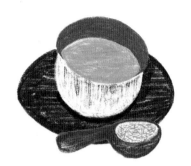

绿茶其实是一种超级食物。有许多研究报告证明，绿茶具有预防心血管疾病、癌症、抑制糖尿病恶化等功效。

绿茶中最重要的有效成分是儿茶素。其中，最有效的活性成分是一种名为表没食子儿茶素没食子酸酯（EGCG），它能抑制炎症，保护血管。EGCG还具有抗病毒的功效，能抑制流感病毒、艾滋病病毒、乙肝及丙肝病毒、单纯疱疹病毒等多种病毒的增殖。

有研究报告证明，EGCG可能对新型冠状病毒也具有一定的抗病毒效果。这一报告还提到，姜黄的有效成分姜黄素可能具备与绿茶相同的抗新型冠状病毒（后文简称"新冠病毒"）的功效。

姜黄是制作咖喱时常用的香料之一。姜黄有着独特的风味，直接冲饮不好入口。为此，下一页我为大家介绍一种可以同时摄入绿茶、姜黄和生姜的特饮食谱。

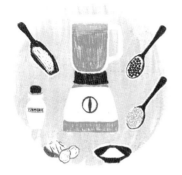

生姜姜黄绿茶拿铁

Special Drink

【食材】

绿茶粉……1小匙　　　　　喜马拉雅岩盐……少许

姜黄粉……1/2小匙　　　　黑胡椒……少许

生姜泥……1小块磨成泥　　草饲乳清蛋白粉……20 g

　　将以上食材放入200～250 mL热水中，用搅拌机搅打均匀即可。若想加点甜味，可加入少许甜菊糖或蜂蜜。如果不喜欢粉末的口感，也可用椰奶或杏仁奶代替热水和草饲乳清蛋白粉。

目录

第1章

正确饮食，才能健康瘦，不反弹

第2章
你的身体由你吃下的
食物构成

第3章
现代人瘦不下来的根源
在于激素异常

第4章

提升免疫力的生活习惯，
让身体焕然一新

第5章

养成肠道好习惯，活得美丽又健康

为什么变胖会让人免疫力变差

"啊，腹肌终于回来了……"

这是我在医院值班时的事，就在我打算冲个澡把衣服脱下来的时候，我在镜中发现自己的腹部隐约出现了腹肌线条！

"上次出现腹肌都不知道是哪一年的事情了！"

考入大学后，我无心向学，反而热衷于没日没夜地打橄榄球。那时，我每天运动锻炼，也曾有过六块腹肌。然而，成为外科医生后，我再也没有时间运动，饮食也很不规律，这样的生活一过就是二十年。

在大学附属医院工作的时候，我每天都要连轴转地做手术，被医院紧急召回也是家常便饭。记得有一次，一个星期内我待在家里的时间只有短短6小时。不知不觉间，我的肌肉消失不见，腹部与臀部多了一层厚厚的脂肪。体重比学生时代猛增了10 kg。

早上刚起床我就浑身乏力，疲惫不堪，甚至连爬楼梯的力气都没有，就算只上一层楼也会选择坐电梯。因为睡眠严重不足，有时我甚至会在电梯里睡着。这种乏力感让我总觉得背上压着重物。我每天都在这些不适中勉强工作。

"不能再这样下去了！"

为了自救，我首先想到的办法是喝营养补充饮料。医院的便利店里摆着各种各样的营养补充饮料，我逐一尝试，却没有获得我想要的改善。接着，我在网上搜索"疲劳、改善、营养补充剂"的关键词，并买了一些看起来还不错的产品。尝试服用后，身体仍然没有任何变化。当时的我真的已经竭尽所能，结果却是徒劳无功。

"如果一直都这么忙，怕是只能辞掉大学附属医院的工作了……"我的妻子也劝我，长此以往有可能会过劳死，不如辞掉工作吧。于是6个月后，我辞去了大学附属医院的工作。

与一本书的相遇让身体重获新生

2018年3月某个寒冷的夜晚，我们一家人走在回家的路上。小儿子提出，想去常光顾的旧书店逛逛。那天，我破天荒地去了以往从未涉足的健康书籍区。一本书映入我的眼帘，那就是艾萨克·琼斯（Isaac H. Jones）所著的《超一流饮食法》。

这本书不厚，我站在书店中翻阅着，脑中忽然灵光一闪："这才是让身体变健康的方法啊！"我按照书中介绍的方法，尝试去改变自己的生活习惯，结果才短短两周，身体状况就有所改善。首先，我变得能够早起了，到了下午也不会昏昏欲睡，甚至连脸上的痘痘都消失了。

正当我暗自惊呼"这也太神奇了"的时候，我看到了艾萨克·琼斯要来日本办讲座的消息，于是我毫不犹豫地报名参加了。通过那场讲座，我了解了肠道对健康的重要性，以及肠道炎症对日常生活和工作表现的影响，同时还学习了改善肠道健康的方法。

原本我是因为身体状况不佳而向大学附属医院提出辞呈的，然而到了真正要离开医院时，我却已脱胎换骨，身心充实，还开始了自己的创业之路。

内脏脂肪是身体状态不佳的信号

人的身体是一个有机的集合体。体内的任何一个器官、组织都无法独立运作。我们的身体通过激素、传导物质（细胞因子、神经传导物质）以及众多微生物组成的网络（微生物群）紧密地连接在一起。有的人会理所当然地认为头疼的原因在头部，膝部疼痛则是膝部出了问题。其实，这种思维方式是不正确的。同理，甲状腺功能出现问题时，原因也并非全在甲状腺上。

疾病往往只是身体状况暴露的冰山一角而已。我们只是能辨识出疾病症状，真正的病因则如同水面下巨大的冰山本体，隐藏在深处。而大多数疾病真正的原因其实是**慢性炎症。**

当我们的体内出现慢性炎症时，身体的多个部位都会表现出异常。除了消化系统、激素水平、免疫系统会出现异常，还会诱发各种生理机能的失调。这些异常在每个人的身上会有不同的表现，有些人会因此出现高血压、脂质代谢异常、血糖值升高、骨质疏松、抑郁症，还有些人甚至会患上癌症。此外，慢性炎症还会阻碍人体的免疫细胞发挥作用，让人容易伤风感冒。

想要确认体内是否有慢性炎症，并不一定要接受血液检查。**最简单的确认方法是观察体内是否囤积了大量的内脏脂肪。**如果有大量内脏脂肪囤积，那么你的身体其实一直存在慢性炎症。这些慢性炎症会让人难以瘦下来，一直处于肥胖的状态。此外，慢性炎症还会大大降低人体天生所具备的免疫力。

免疫力低下，重症化风险升高

我们发现，在感染新冠病毒或甲流等病毒的重症患者中，绝大多数患者本身就患有高血压、糖尿病等基础疾病。这是因为内脏脂肪较多的人，其免疫功能本来就处于异常的状态。

欧美国家肥胖人口的比例正在逐年上升。在美国，体重超重、肥胖（BMI > 25 kg/m^2）的人口占比高达71.6%，英国也达到了64%。

日本的情况同样不容乐观。2018年的统计结果显示，日本20岁以上男性中有32.2%，女性中有21.9%的人体重过重，存在肥胖问题。在饮食习惯的改变、运动量不足和压力过大等诸多因素的作用下，今后日本的肥胖人口比例还将继续升高。

我们必须认识到，<u>肥胖是一种疾病</u>。

人体具备自愈力。即使一段时间稍微吃多了一些，只要保持良好的生活作息，注意压力管理，身体就会自动发挥调节作用，并不会让内脏脂肪囤积在体内。因此，<u>当内脏脂肪过多而使身材走形时，就表示健康状况已经需要引起关注了</u>。

理解瘦身的原理，还能改善体质

目前，大众对健康的关注上升到了一个前所未有的新高度。应该也有不少人希望借此机会尝试瘦身和减重。然而，只是单纯地限制糖类摄入，在短时间内快速瘦下来并不是一种健康的减重方式。为什么单纯地限制糖类摄入会有风险呢？大家需要了解其背后的原理。

· 什么是健康的饮食方式?

· 怎么吃才能提高免疫力?

　　本书的内容从我在4个月内减掉14 kg，并重获六块腹肌的方法入手，为大家介绍改善肠道环境和提高免疫力的方法。在我的线上健康学校学习的学员们也都亲身体验了这些方法，他们的身体状况都得到了大幅改善。接下来，就轮到你们来见证啦!

第

1

章

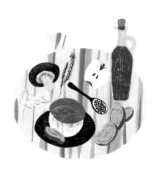

正确饮食，
才能健康瘦，不反弹

01

节食让我气色好，4个月内成功减重14 kg

2019年春，我开始了一次全新的尝试。

为了实践艾萨克·琼斯在其书中介绍的方法，我买来了以前从未尝试过的椰子油和澄清黄油。

那本书全篇写满了我前所未闻的内容。例如，过去我理所当然地认为以糖类作为能量源的代谢模式，仅限于体内储备的糖而已，因此如果很容易疲惫、感到体力不够，就得经常补充糖分。而实际上，以脂肪为能量源的代谢模式能使用体内储存的大量脂肪，所以不会出现体力不够的问题。

在改用以脂肪为能量源的代谢模式后，我一整天都能保持良好的工作与生活状态，这点对我来说是非常有吸引力的。

在大学附属医院工作的外科医生饮食都不太规律，从早到晚都在做手术。不仅如此，手术后还有巡视病房、术后管理等工作，常常要忙到深夜。这样的工作节奏自然没时间吃饭，以前我的日常饮食就是不吃正餐，靠吃一些巧克力或饼干来补充能量。

琼斯推荐的饮食方式非常简单，总的来说就是控制糖类的摄入，同时补充大量的优质脂肪。这样的饮食方式对曾经的我来说简直闻所未闻。然而，我身体疲劳的状态已经持续1年多，腹部和大腿被一层厚厚的脂肪包裹。为了做出改变，我必须尝试一些新方法。

于是，我把早餐的内容改为只喝加了椰子油和澄清黄油的咖啡。不可思议的是，这样吃，直到中午都不会感到肚子饿。因为我们医院里唯一能买到食物的地方就只有便利店，所以午餐我会吃些坚果和白煮蛋。然后在手术前再喝一杯加了椰子油的咖啡，便上阵做手术去了。

因为白天无法摄入太多营养，晚餐我会吃加入大量橄榄油的大份沙拉，以及不用色拉油烹饪的菜肴。晚餐我会充分补充优质脂肪（牛油果、草饲牛肉、天然鱼类），米饭只吃一小碗。

这种饮食方式的效果很快就显现出来。虽然过去我的饮食长期以糖类为主，但我很快就适应了以脂肪为主的饮食。到了第二周，我明显感受到自己的身体变轻盈了，白天的工作表现也大有改善。

就这样坚持了1个月，虽然体重没有太大改变，但清晨的水肿、头皮上的皮脂粒和脸上痘痘都消失了，我感觉自己腹部的脂肪也变软了。

我家周末会全家外出吃饭，所以无法进行严格的饮食限制，不过从第二个月开始，我的体重便开始逐渐下降。腹部与臀部的脂肪明显减少，裤子变宽松了。当时我没做任何运动，但腹肌的轮廓已经开始显现出来。4个月后，体重由原本的88 kg降到了74 kg，我的身体苗条了很多。但让人意外的是，虽然我的体重在短时间内大幅下降，却没有人发现我减肥成功了。

后来，我的学生们和我一样，减肥成功却没有被旁人发现，我才知道这是因为这种饮食方法有着独特的瘦身效果——让人瘦得健康又有活力。就算体重减轻了，脸部也不会凹陷或变得面黄肌瘦，除非体重大幅下降，否则身边的人很难察觉到。因为摄入了优质脂肪，皮肤会变得光泽有弹性，尝试过的人都认为这样的减重方法很健康。

02
颠覆常识的生酮饮食，摄取很多热量居然也能瘦下来

控制糖类、摄入优质脂肪——这种饮食法彻底颠覆了我以往的"控制脂质的摄取 ＝ 减肥"的观念。与此同时，我也开始好奇，想要了解这种饮食方式背后的原理。

现在，市面上普遍提倡的健康饮食的膳食比例大致如下：

碳水化合物　　　60%

蛋白质　　　　　15%

脂质　　　　　　25%

而我执行的饮食方式的各种营养素占比则为：

碳水化合物　　　20%

蛋白质　　　　　30%

脂质　　　　　　50%

　　从比例上看，这或许有点极端，这种饮食方法被称为"生酮饮食"，是欧美国家流行的一种饮食结构。其中的生酮意为"生成酮体"。进行生酮饮食时，身体会产生酮体，并将其作为能量来源。这种饮食法起源于20世纪20年代，最初用来治疗癫痫疾病。当时的医生认为，减少饮食中的碳水化合物可以预防癫痫发作。后来，随着治疗癫痫的药物问世，这种食疗方法逐渐被人们遗忘。直到这几年，生酮饮食开始被用于减肥和治疗糖尿病，再度受到了广泛的关注。

每天摄入热量超12 558 kJ，1个月减重5 kg

酮体是肝脏以脂肪酸为原料合成的物质。过去，**我们医生学习的医学知识是"酮体有害健康"。**

这是因为在由胰岛素分泌不足所引发的糖尿病患者中，部分患者会得一种名为"酮症酸中毒"的严重并发症。有这种症状的患者身上会散发出一种独特的臭味，而这种臭味的来源正是酮体。酮症酸中毒可能危及生命，出现相关症状后必须进行急救。

当人体处于酮症酸中毒时，血液中酮体的浓度高达 10 mmol/L，而将酮体作为能量使用的"生酮"状态下，血液中酮体的浓度仅为0.5～3 mmol/L。因此，生酮与酮症酸中毒的身体状态完全不同。

我在尝试生酮饮食时会使用进口检测仪，每天一早先确认自己的血酮体浓度是否在正常范围内。

刚开始尝试这种饮食法时，我把重点放在摄入足够的脂质，并控制糖类的摄入上，对于蛋白质的摄入量，我并没有太过在意。为此，有时我会在一天里吃下一大块牛排（草饲牛肉）和加入大量橄榄油的沙拉，单日的热量摄入超过12 558 kJ。而我的体重仍然顺利地下降，短短1个月就减掉了4~5 kg的体重。

不过，为了调节体内的激素水平，还是需要对蛋白质的摄入量进行把控。这部分内容我将在后面的章节里展开说明。

03
一定要控糖吗

现如今，"控糖"一词恐怕已经无人不知。大多数人控制糖类摄入的目的都是为了减肥。那些减肥机构所提供的饮食指导，其基本方法也都是在贯彻"控糖"。众多研究结果也显示，在饮食中限制糖类摄入的人能够在短时间内获得更好的减重效果。

有一项研究以被确诊为肥胖（BMI为30～40 kg/m^2）的307人（男性99人，女性208人）为对象，根据饮食方式的不同，将其分为两组。

I组的饮食方案为控制热量的低脂饮食，饮食由55％的碳水化合物、30％的脂质和15％的蛋白质构成。

Ⅱ组的饮食方案为低碳饮食（不限制脂质和蛋白质的摄入），在最初的12周里每天的碳水化合物摄入量控制在20 g，之后逐渐增加摄入量。

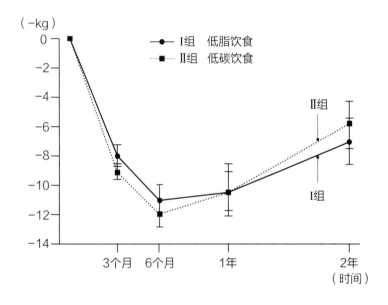

上面的图表中，纵轴表示的是减少的体重，横轴表示的是时间。由图表可知，最开始的3个月里，低碳饮食组的受试者体重明显下降，这一趋势一直持续到第6个月。控制糖类摄入的小组，体重减少的效果相当显著。

然而，观察6个月后的趋势会发现，<u>1年后两组受试者减少的体重已经相同，2年后低脂饮食组的体重甚至更低。</u>

虽然报告中并未介绍研究进行的详细过程，不过我推测，出现这种情况是因为<u>人们很难长期坚持低碳饮食。</u>

想象一下，这项研究的受试者BMI达到30~40 kg/m^2，也就是体重都超过了100 kg。通过2年的努力，体重却只减少了约7 kg，这样的结果很难说是减肥成功。另外，低碳饮食中，尤其是在严格控制糖类摄入的最初3个月里，会更容易出现口臭、口渴、便秘等各种身体不适。

极端的热量控制和控糖可能会危及生命

在没有接受任何饮食指导的情况下，自行尝试减肥时，极端的节食和控糖会产生一定的风险。目前已有研究结果证明，如果在减肥初期操之过急，进行极端的饮食控制，甚至会威胁生命。

有研究人员以BMI超过30 kg/m²的肥胖人群为对象，就热量控制饮食（3 350 kJ/天：饮食中糖类的占比约60%）中心脏功能的变化展开研究。

热量控制一周后，这些研究对象的身体开始出现变化，他们血液中的脂肪酸（甘油三酯分解产生的物质）含量迅速上升。通过核磁共振成像（MRI）检查后发现，囤积在心脏上的脂肪竟然增加了44%。与此同时，检查发现这些人的心脏功能也出现了衰退。

研究人员推测，心脏的脂肪之所以会增多，可能是受到了血液中大量增加的脂肪酸的影响。当作为能量来源的糖类不足时，脂肪酸会成为细胞代谢的能量。限制饮食后，身体为了补充缺乏的能量，会让体脂肪释放出更多的脂肪酸。这种现象在控制糖类摄入的饮食状态下会更加明显。

请大家务必了解，在改善饮食习惯的初期，盲目极端地控制热量摄入或控制糖类摄入都是不可取的。错误的减肥还可能引发心脏病等严重疾病。

虽然控制糖类摄取的确具有降低血糖值、改善糖尿病、降低甘油三酯水平等各种益处，但短期内也存在心脏功能恶化的风险，还有难以长期坚持的问题。

正如研究报告所示，为了减轻体重而采取极端的控糖措施，从长远来看对健康并无好处，因此，控糖减肥之前还需三思。

04
为什么减少热量摄取，还是瘦不下来

"想要瘦下来，就要减少通过饮食摄入的热量"，这应该是大多数人减肥时都深信不疑的信条。

然而，很多亲身实践过这一方法的人却反映没有收到预期的效果。

体脂肪的增加量＝ 摄入的热量 － 消耗的热量
这个公式本身没有错。

为此，只要摄入的热量小于消耗的热量，上述公式的计算结果就能得出负值，体脂肪理应减少。假设每天保证2 092 kJ的缺口，坚持一周就是14 644 kJ，理论上能减掉约380 g的脂肪。

然而，这个理论成立的前提是消耗的热量值是恒定的。消耗的热量中包含了基础代谢消耗的热量和运动消耗的热量。基础代谢是指人体维持心、肺、肾等内脏功能和保持体温等生命活动所消耗的能量。我们无法有意识地控制基础代谢，因为我们无法自主决定心脏输送更多的血液给全身，也无法"决定"让体温升高。

控制热量摄入只会让基础代谢率下降

研究表明，控制热量摄入时，基础代谢率会有所下降。研究人员测定了进行轻度热量控制饮食（单日摄入量减少25%）与中度热量控制饮食（每天摄入3 348 kJ直至减掉15%的体重）时基础代谢率的变化情况。结果发现，无论执行哪一种饮食控制模式，在持续6个月后，轻度热量控制者的基础代谢率下降了4%，中度热量控制者的基础代谢率下降了9%。基础代谢率与人体处于静态时，尤其是在睡眠中的热量消耗相关。因为在睡眠中，人体主要在燃烧脂肪，基础代谢率的下降和脂肪燃烧效率低下之间有直接关联。控制热量摄入后，身体会很快通过降低体温等方式降低基础代谢率。这其中的原理也非常简单。当热量不足时，为了避免饿死，人体会无视我们的主观意志，自动降低基础代谢率以维持平衡。由此可见，我们体内本就具备了配合减少的热量摄取来降低基础代谢率，好让体重不再下降的机制。因此，从理论上来讲，单纯靠极端控制热量摄入无法达到减肥效果。

研究人员通过实验也证明了这一点。在这项实验中，受试者们花了7年时间坚持执行热量控制的饮食方式，可最终整体的体重并未发生剧烈变化。实验对象为平均体重77 kg、平均BMI为29.1 kg/m^{2}的48 835名女性，其中控制热量组（共19 517人）每天都要减少1 151 kJ的热量。她们坚持了7年之久，虽然在第1年体重平均减少了约2.2 kg，但那之后，受试者们的体重逐渐回升，最终回到了最初的体重。

这并非因为控制热量组的受试者没有严格执行，她们在实验的过程中切实减少了热量的摄入，但体重仍旧回升了。

正如上述实验结果所示，第1年受试者确实成功减轻了体重，这同样佐证了控制热量在初期阶段确实有减轻体重的效果。在基础代谢率下降较少的期间，体重的确会减轻，但实际减轻的重量会远低于预期。事实上，很多人都有过这样的经历，在减肥时尝试控制热量摄入，可体重却不见下降。这是因为身体会自动调低基础代谢率，通过更少的热量来维持身体机能。当体重恢复到原来的水平后，基础代谢率会继续维持在低值，反而会让体重逐渐增加。这时候，一旦增加摄入的热量，体重就容易出现反弹。"只要减少热量的摄入，时间久了体重自然会减少"不过是一种幻想。我们必须清醒地认识到，只减少进食量是无法成功减重的。

05
为什么拼命运动也瘦不下来

现在我想大家已经了解，我们无法单纯通过长期减少食量或减少热量摄取来减肥。

这时肯定有人会想，那么增加热量的消耗是不是就能减肥了呢？没错，想要减肥的人肯定也都试过为了瘦身而运动。

那么，运动了是不是就一定能瘦下来呢？

的确，基础代谢与运动量的总和就是消耗的热量。然而，体重70 kg的人以每小时6 km的配速慢跑20分钟，消耗的热量却只有440 kJ。假设一个人的单日摄入热量为8 372 kJ，相对应的基础代谢差不多也是这个数值，而运动消耗的热量仅仅占整体热量消耗的5%。就算将慢跑的时间翻倍，消耗的热量也不过是一碗米饭的热量（1 055 kJ）。

再怎么努力运动，1年也只能瘦1~2 kg

即便如此，现实生活中还是有很多人为了减肥瘦身而开始运动。因为在一般人的印象中，只要坚持运动就能瘦下来。然而我希望大家先看看下面的这项研究结果，再三思而行。

这项研究针对462名45~75岁的绝经女性展开。受试者被分为四组，即3个运动组和1个不做任何运动的对照组。6个月之后，研究人员测定了受试者们的体重和腰围变化。3个运动组的运动强度为最大摄氧量的50%（普通中等强度），消耗热量分别为16.7、33.5、50.2 kJ/kg，一周分别运动72分钟、136分钟和194分钟。

运动组99%的受试者在6个月内都认真坚持运动。一周内运动时间为72分钟、136分钟、194分钟的人，体重分别减少了1.4 kg、2.1 kg和1.5 kg。

平均体重为84.2 kg的女性，就算在6个月内拼命运动，体重也只减掉了1～2 kg。而且即使加大运动量，也不会让体重下降太多。

在另一项加入了男性受试者的研究中，研究对象被要求开展中等强度的有氧运动，每天60分钟，每周运动6天。研究开始阶段，男性的平均体重为96.1 kg，女性的平均体重为77.9 kg。1年后男性体重减少了1.8 kg，女性则减少了1.4 kg。

这项研究最终得出的结论是：运动有益健康，相较于不运动的人，运动后体重和内脏脂肪均有所减少，因此推荐开展体育运动。确实，运动可以防止肥胖的问题加剧。但如果对一个肥胖的人说"每天运动60分钟，1年后就能减重1～2 kg"，我想他们付出行动的意愿可能会大打折扣。

"犒劳一下自己"是甜蜜的陷阱

为什么运动难以获得减重效果呢?

只要尝试过的人应该都知道,运动后很容易胃口大开。甚至还会以"今天运动了"为借口而放心吃零食、喝饮料来犒劳自己。运动还容易引发疲劳,导致之后身体不再想做有运动量的工作。这些被称为**"代偿行为"**,也就是我们会采用其他形式,来弥补(代偿)消耗掉的热量。

一项针对美国小学生的研究证明了这类代偿行为。该研究以538名小学生为对象,观察他们在运动后摄入的热量会发生什么样的变化。结果显示,每增加1小时的运动,孩子们后续摄入的热量会增加1 222 kJ。

运动对健康会产生各种有益的影响,这点是毋庸置疑的。我们应该每天运动。但如果是为了减肥而开始慢跑,其效果可谓是杯水车薪。

了解了这些信息后,你还会为了减肥而运动吗?

06
就算瘦下来，仍得面对反弹

　　现实中，确实有人通过拼命运动和坚定的意志力减肥成功。

　　我有一位在大学就认识的医生朋友，他通过不吃任何食物的方法，在3个月内减重超过30 kg，几乎完全变了一个人。能够坚持3个月确实需要惊人的意志力，但就算达成减肥的目标，也不意味着减肥就此结束。

　　因为体重一旦减少，身体会本能地认为生命维持受到了威胁。我们的体内有一个被称为"定点"的基准点。举例来说，一个体重70 kg的人因为稍稍吃多了一些，体重增加到了72 kg，大多数情况下这个人的体重会在一周之内恢复到

70 kg。相反，如果因为患上感冒没怎么吃东西，体重下降到68 kg，食欲恢复后也会回到原先的体重。

下丘脑负责控制这个定点，它会根据目前身体储存的脂肪量来调整进食量和进食行为。多种激素参与了定点的维持。而且，这种控制行为在减重成功1年之后仍在继续。

诱发反弹的激素

有一项研究，调查通过10周严苛的饮食计划后成功减重13.5 kg的50名研究对象，他们在62周后的身体状态。

人体中有一种名为"饥饿素"的激素，它具有增强食欲的作用。饥饿素主要由胃部的神经分泌细胞分泌，能够促进胃肠活动，从而有效地增加人的食欲。

每天早上起床时，血液中的饥饿素水平会上升，让我们在起床后产生了"肚子好饿，好想吃点什么"的想法。如果饥饿素的浓度一直保持在高位，我们就会一直想要吃东西，如果不能靠意志力控制住自己，就会无节制地一直进食。

研究人员调查减重成功的人在62周后的饥饿素水平变化，发现相较于体重减轻前，减重成功后餐前的饥饿素水平一直保持在很高的状态。不仅如此，进食2小时后再次上升的饥饿素水平也比减重前更高。而且，减重成功后，空腹感会更强烈，食欲也更旺盛。伴随体重减少而降低的基础代谢水平，在减重成功1年后仍处于低位。

由此可见，就算减肥成功了，体内还是有很多会造成体重反弹的强大诱因。从理论上来说，只有那些有着钢铁般意志力、能克服种种诱惑的人才有可能减肥成功。事实也的确如此。在现实生活中，很多人都遭遇了减肥失败，或是好不容易成功又出现反弹。这并不是你的意志力不坚定或生活习惯不够健康，而是受到我们身体的机制所迫。

不过，仔细想想就会发现下一个问题，既然我们的体内存在"定点"，那为什么我们还是会发胖呢？

通常，就算我们想要增肥，其实也没那么容易。大约50年前，美国的佛蒙特大学曾进行过一项"实验性肥胖"的研究，很好地证明了这一点。当年的研究中，要求较瘦的受试者在6个月之内过量进食，以增加20％的体重。结果体重成功增加了20％、从实验状态中解放出来的受试者们出现了为期数周的食欲不振，体重更是直线下降。

当体重下降到接近实验前的体重时，受试者们的食物摄入量也随之恢复到最初水平。由此可见，要改变体重的定点并非易事。定点上升而引发的肥胖，可能与身体供能系统的某些异常有关。

☰07
肥胖代表身体处于异常状态，绝不可轻视

　　我在解释和健康相关的概念时，习惯使用冰山的图片来辅助说明。冰山的大部分山体隐藏在海里，露出海面的仅仅是整座山的一小部分。比如，我们看到了高血压这座冰山，但在这座冰山底下其实隐藏着远大于露出部分的其他身体异常，而血压上升只是其中显露出来的症状而已。

　　在海面以下的部分中，是人们日积月累的生活习惯，包括饮食中缺乏营养、喜食使用大量食品添加剂和防腐剂的加工食品、不去户外运动、在室内久坐、没有充足的睡眠来修复身体等。因为这些原因不断累积，才会让海面下的冰山持

续扩大。

血压上升只是刚好"露出了海面"，被我们看到了，其他人也可能出现血糖值上升，或胆固醇、甘油三酯数值升高，骨质疏松导致的骨折等各种症状。

冰山一角的健康问题或许因人而异，但是形成海中冰山的原因却是共通的——生活作息紊乱。我们能看到的健康状况异常，真的只是身体整体异常中的一小部分而已。

而**肥胖正是冰山露出水面的部分。**也就是说，肥胖仅仅是身体整体异常时会出现的一种症状。所谓肥胖，指的是脂肪组织内部囤积了超过身体所需的脂肪的状态。尤其内脏脂肪会给人体带来各种健康问题。内脏脂肪是指大量囤积在包裹胃与大肠的大网膜、肠道周围的肠系膜和腹膜内侧的后腹膜上的脂肪。

脂肪会让身体缺氧

很多人不知道，脂肪组织其实是人体非常重要的内分泌器官。它既是储存脂肪的仓库，还能分泌脂肪因子这一功能性蛋白质。脂肪因子中包含能够抑制食欲、诱导血管、刺激胰岛素分泌的瘦素，以及能够提高胰岛素敏感度、抑制炎症的脂联素。

当脂肪在脂肪细胞中不断囤积时，会引发缺氧。这就好比上了一辆人挤人的地铁，在车厢里我们常感到喘不过气来。一旦脂肪组织内发生缺氧，脂肪因子就会持续大量分泌容易引发炎症的物质，结果造成血压升高，血液中的甘油三酯和胆固醇的数值也随之上升。

换言之，脂肪囤积就是身体内严重的内分泌异常状态。

出现大肚腩，是老年后生活无法自理的开始

女性的内脏脂肪较少，不太容易有大肚腩，但男性在年过三十后很容易出现大肚腩，也就是全身只有肚子鼓出来的体态，俗称"将军肚"，这是典型的内脏脂肪过多造成的。

出现这种体态意味着同时出现了腹直肌、腹斜肌等腹部

肌肉萎缩。肚子突出的不雅体态正是肌肉萎缩导致的。随着年龄增长，肌肉量减少与肌力减退的状态也被称为肌少症。

人体在衰老过程中，肌肉量不断减少，会引发步行和运动能力等身体机能低下。高龄人士站立不稳、行走困难、容易跌倒通常都是由肌少症引起的。然而，这些问题并不是上了年纪才会出现，而是早在此前就已经埋下伏笔。因此，想要解决肌少症，年轻时就应多加注意，尽早预防。

肥胖人群可以说是肌少症的潜在危险人群，因为体内已经出现肌力衰退的状况。

08
20多岁身材走样，要当心阿尔茨海默病

长胖不仅是身体不健康的信号，我们还需要认识到，<u>长胖与阿尔茨海默病的发病率也有关系。</u>

正如我在前文中介绍的那样，<u>脂肪组织不仅仅是储存脂肪的器官，同时也是能制造多种激素和发炎物质的内分泌器官。</u>脂肪组织分泌的炎症性物质、游离脂肪酸（构成脂肪的成分）会作用于肝脏和其他器官，妨碍激素正常发挥作用，从而在体内引发炎症。其中，内脏脂肪对身体产生的负面影响尤为严重。

由脂肪诱发的炎症也会影响我们的大脑。当体内出现炎

症时，大脑的能量运用就会处于低效状态。由于无法充分利用能量，大脑功能就会不断低下。

阿尔茨海默病是一种多在60岁前后发病的认知功能障碍。然而近年来，40~50岁就确诊阿尔茨海默病的情况也不再罕见。有研究指出，**肥胖人群罹患阿尔茨海默病的风险相对较高。**

那么，阿尔茨海默病究竟是什么时候开始在体内悄然发生的呢？

2019年的一项研究结果显示，阿尔茨海默病在体内的发展很有可能在确诊的34年前就已经开始。

认知功能低下一般在确诊阿尔茨海默病的11~15年前就会出现，但其实在这个症状显现的多年之前，疾病已然发生。如果是60岁出现阿尔茨海默病症状的人，那么很有可能早在20多岁的时候就已开始病变。要是一个人在20多岁时就囤积了大量的内脏脂肪而导致身材走样，那么他身上很可能已经存在阿尔茨海默病的致病因子。

另外，有研究报告明确指出，内脏脂肪较多的人，容易出现大脑萎缩。研究人员利用核磁共振成像（MRI）来观察腰围（内脏脂肪含量的指标）与大脑容量之间的关系。大脑表面神经细胞内有一个部位名为"灰质"。研究发现，内脏脂肪越多的人，大脑灰质的体积越小，掌管认知功能的部位也出现了明显萎缩，这些都将大大增加之后罹患阿尔茨海默病的风险。不仅如此，内脏脂肪多的人，其控制食欲的大脑部位的萎缩也较为明显。这说明一个人的内脏脂肪越多，就越有可能无法控制自己的食欲。

三〇9
改变你的"健康常识"

当被人问起"你的身体健康吗",你会如何回答?

有人会回答:"我全身没有感觉不舒服的地方,目前应该算是健康的吧。"有的人可能会回答:"虽然我有点小肚子,但整体还算健康。"或者说:"体检时发现血糖值有些偏高,但我精神好得很。"

然而,上述这些回答都只是你觉得自己健康,并不代表身体真的健康。

那么,到底怎样才算健康呢?

我认为,健康就是体内的每个细胞都充满活力地发挥其作用的状态。

我们可以将细胞的行为简单分成两大类，即**"吸收必要的养分"和"排出不需要的废弃物质"。**当无法吸收自己需要的营养成分，或无法排出不需要的废弃物质时，细胞就会出现异常，而细胞异常的终极形态就是形成癌细胞。

癌细胞会无视细胞之间的联络网络、肆意增殖。我们的体内每天都会出现一些异常细胞（也就是癌细胞的前身），在免疫功能正常的情况下，这些异常细胞会被立刻消灭。因此，只要保持正常的免疫力，理论上我们就不会患上癌症。

我曾长期任职于大学附属医院和癌症治疗中心，主要负责大肠癌的外科手术。向住院的患者了解情况时，我发现很多患者在发病前的三四年内都曾经历过劳、压力过大、离婚、亲人去世、失去爱宠等造成精神打击的重大事件，这些精神打击都会削弱人体的免疫功能。

虽说有些癌细胞增殖速度特别快，但一般来说，癌变组织长到肉眼可见的大小并被确诊，通常需要10年以上的时间。也就是说，被诊断患有癌症的人，在癌细胞不断增殖的这10年以上的时间里，身体的免疫系统一直没能正常地发挥作用。

每一天的生活造就了我们的身体

那么，是什么原因导致了免疫功能低下呢？

美国安德森癌症中心（MD Anderson Cancer Center）在2008年发表的论文《只要改变生活方式就能预防癌症》可以做出解释。

过去，癌症一直被认为是高度受到遗传基因影响的疾病。但这篇论文却指出，癌症是一种生活方式病，有90%～95%的癌症可以通过改变生活方式来预防。

如果免疫力低下的结果是引发癌症，那我们也就不难理解，采用能够预防癌症的生活方式，提高人体的免疫功能，就可以有效预防癌症。

我们应该如何改变生活方式呢？方法就是要对饮食、运动、睡眠、压力管理等进行全方位的改善。

你是不是一直都在吃东西呢？

你每天都会做运动吗？

你有没有为了娱乐或工作而牺牲睡眠时间呢？

你能够妥善地应对压力吗？

我们的生活方式就是由这些细节构成的。改变生活方式需要花时间一步一步地切实推进。只是吃一些有益健康的食物或营养补充剂是无法彻底改善健康问题的。

10
瘦下来并不是终点

胖的人总是一心想要变瘦，觉得只要瘦下来一切都会变好，身体也会重获健康。然而，事实果真如此吗？

肥胖，是指脂肪细胞中囤积了过量脂肪的状态。准确来说，这种状态应该叫作脂质代谢异常，通常会以人体中的激素、传导物质和生物酶功能异常的形式表现出来。引发这类异常的原因是我们体内的每个细胞都出现了不同程度的代谢障碍。如果每个细胞都能充满活力地发挥自身作用，身体就不会出现不适，免疫力也不会下降，当然也不会得高血压、糖尿病、高脂血症、肥胖症、癌症等生活方式病了。

阻碍细胞正常发挥作用的原因有三：**一是阻碍细胞功能**

<u>的毒素，二是缺乏必要的营养素，三是压力。</u>

因此，只要能够清除进入体内的毒素，摄取必要的营养物质，并做好压力管理，你体内的细胞就能焕然一新。

人体的细胞每天都在不断更新。胃肠的黏膜每4～5天，皮肤每28天，血液约4个月就会全部更新一遍。除了部分脑细胞，就连骨骼与肌肉每天也会迎来新细胞的加入。也就是说几年后，你体内的细胞将是全新的细胞，甚至可以说，你所拥有的是一个新的身体。

然而，人体毕竟和汽车、机械不同，几年后，我们只会觉得自己变老了，并不会觉得身体得到了翻新。这是因为这些新生的细胞都是在过去的生活方式的基础上诞生的，不可能突然出现充满活力的细胞。

现在吃的食物将决定1年甚至10年后的你

如果我们改善了自己的生活方式，会发生什么呢？如果新生的细胞每天都能活力十足地发挥作用，那么，作为这些细胞集合体的你，身体状况又会如何呢？

有研究认为，人类的极限寿命应为115岁，但现实中能活到115岁高寿的人却凤毛麟角，这是因为大多数人的实际老化速度远超身体原本的老化速度。如果不改变生活方式，就照着现在的样子生活下去，5年后你的细胞或许已经老了10岁以上。

因此，我们要从今天开始改变自己的生活方式，而不是等到老了才开始。只要改变生活方式，身体就会发生变化，这和年龄没有任何关系。就算你已年过七十五，一样可以强化自己的肌肉力量。

只要身体的每个细胞都充满活力，那么作为这些细胞的集合体，你的身体也必然不会有肥胖的烦恼。同理，我们也不会出现血压升高、血糖值升高、甘油三酯数值升高、骨质疏松、认知功能衰弱等问题，更不会患上癌症。

我想再次强调，肥胖绝对不是一种健康的状态。健康的身体是不会变胖的，只要保持健康的生活方式，肥胖问题会自然消失。

若只求短期效果，一心只想降低体重反而会伤害身体，对健康毫无益处。一旦回到以前的生活方式，体重又会很快反弹。因此，瘦下来绝不是你努力的终点。

那么，若想改变生活方式，应该采取什么样的顺序比较合适呢？

最好先从改变饮食习惯开始。我们通过进食获得能量，也会因进食而受到各种伤害。你每天吃进肚子的东西，决定了你1年甚至10年后的身体状态。处理这些吃进体内的食物的器官是我们的肠道。肠道功能良好，才能有效地吸收营养物质，并且排出身体不需要的或对身体有害的物质。

反之，如果肠道功能不佳，不论吃下多少优质食材，也无法发挥应有的作用。为了切身感受到改善饮食习惯后带来的效果，我们必须先关注肠道的状态，也就是肠内环境。下一章，我们来具体聊一聊肠道。

第

2

章

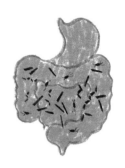

你的身体由你吃下的
食物构成

01
连外科医生都不知道的肠道价值

我曾经是一名消化外科医生，有20年以上的手术经验。虽然我主攻的是大肠癌方向，但除了大肠，我也会进行切除胃和小肠的手术。在腹腔中做手术，可不像对肝脏、胆囊等器官动刀，只需切除部分器官就能结束。肠道其实可以认为是从口腔开始的，呈长管状构造，如果切除其中的一段，就需要把上下两端再连接起来。将两段消化道重新连接在一起的过程叫作消化道重建。

这项重建作业是一台消化外科手术中最耗费心力的部分。如果重建部位出现开线（缝合不全），肠道内的东西就会流入腹腔。而这些东西往往含有大量细菌，它们会在腹腔内引发细菌感染，导致腹膜炎。腹膜炎是一种致命的并发症。因此，为了让重建手术能够更加安全地进行，医生会尽可能地将状态更好、更健康的肠道缝合在一起。

人体70%的免疫细胞在肠道

人体内大约70%的免疫细胞都集中在肠道内。消化道的作用就是接纳各种食物，负责将必要的养分吸收到体内。为了避免吸收有害身体的物质，肠道需要有大量精兵强将守卫在其中。

在切除因外伤或血流不畅而受损的肠道时，医生会为患者保留至少1米的小肠。如果小肠不足1米，人体就无法从食物中吸收足够的营养，这种情况被称为"短肠综合征"。短肠综合征会使免疫功能显著下降，对感染的抵抗力也会被严重削弱，患者必须依靠输营养液才能生存。

若想将健康的肠道缝合到一起，就得确保小肠保留超过1米。然而，医生在手术中实际操作时往往会多切除一点，这是为了更安全地完成缝合。此外，大肠除了产生粪便和储存粪便这两大功能，其他功能以前并未得到太多关注，为了安全起见，我们外科医生通常会在切除病灶的同时多切除一些大肠。

大肠是肠道细菌的家

大肠中栖息着超过100万亿个细菌。这些细菌的主要工作之一就是制造有机酸——短链脂肪酸。

大肠内的细菌以膳食纤维和抗性淀粉为原料，经由发酵制造出短链脂肪酸。人体虽然不具备分解膳食纤维的生物酶，但是肠道细菌却能很好地分解这一物质。

短链脂肪酸是滋养大肠黏膜的营养物质，不仅能抑制大肠发炎，还能随血液流入大脑，促进大脑功能。因此，保持良好的肠道环境对大脑健康也十分重要。虽然大肠显而易见的功能只有产生粪便和储存粪便，但我们看不到的是，它还能为肠道细菌提供一个安全的家。

在最近10年左右，大家开始意识到肠道的这些功能。过去在许多人眼中，大肠不过是食物的通道，只要食物能顺利地由口腔进入，从肛门排出就行了。如果不主动地去学习肠道细菌的功能和肠道在人体免疫功能中发挥的作用，是很难转变思维的，只会用和过去一样的方式开展手术。

在手术中变短的肠道无法复原，剩余的肠道也无法完成完整肠道的全部工作。现在我已经充分认识到肠道所具有的其他重要功能，如果现在让我再做一次以往做过的手术，我一定会重新思考能否保留更多负责免疫功能和作为有益菌栖息地的肠道，在兼顾安全性的同时，采用不同的手术方式。

02
你的身体由你吃下的食物构成

"让食物成为你的药，让药成为你的食物。"这是医学之父希波克拉底的名言。可见，自古人们就已认识到，日常生活中每天吃的东西是影响一个人健康的关键。

希波克拉底还有一句名言："每个人的体内都住着百位名医。"这句话原本是指每个人天生拥有改善自己身体的能力，也就是自愈力。不过到了现在，人们对这句话有了新的诠释。

我们体内的百位名医究竟是谁呢？

我认为是肠道细菌。它们在人体内发挥的作用远超我们的想象。肠道细菌在我们的肠道内肩负着不同的工作，例如：

· 从吃下去的食物中提取营养，帮助吸收；

· 负责部分免疫功能，帮助身体抵抗病原体；

· 保护肠道的上皮细胞。

肠道的强大作用，来自住在里面的肠道细菌

其实，人类原本并不擅长分解碳水化合物。我们需要借助肠道细菌分泌的、能分解碳水化合物的生物酶来分解和吸收碳水化合物。

一种名为多形拟杆菌的细菌，能产生分解260多种碳水化合物的酶，还与脂肪的分解有关。除此之外，它还能产生分解蛋白质的生物酶。

除了分解营养物质，肠道细菌还能制造出人体需要的其他物质。比如，具有放松效果的神经传导物质γ-氨基丁酸（GABA）就是在肠道中生成的。此外，肠道还能为身体合成B族维生素和维生素K等营养素。

植物中所含的多酚类物质具有强大的抗氧化作用，能够将活性氧等有害物质无害化。大量的健康食品都宣称自己含有多酚。其实，多酚能在人体内发挥作用，也有肠道细菌的一份功劳。

多酚通常会以与葡萄糖、半乳糖、鼠李糖、核酮糖等糖类相结合的形式存在。若想激活多酚类物质，就必须去除与之结合的糖类。负责去除工作的正是我们的肠道细菌。多酚类物质主要有苹果、葡萄、西蓝花等食物中含有的黄酮类化合物，蓝莓富含的花青素，大豆中的异黄酮等。**如果没有肠道细菌将这些物质激活，它们就无法发挥各自的功效。**

人们常说"你的身体由你吃下的食物构成"，其实这句话并不完全正确。

吃下的食物能否对身体产生有益的作用，**取决于肠道细菌如何处理和吸收这些食物。**不论吃下多好的食材，服用多么优质的膳食补充剂，如果肠道细菌没有发挥作用，不能帮助我们将这些食物转化为身体所需的营养，那么吃什么都是白费力气。

我想，希波克拉底或许并没有想到过肠道细菌在人体内所发挥的作用。不过，我们的身体里确实住着一百位"肠道名医"！

03

肠道也是免疫器官

　　或许有人会想，肠道既然是人体免疫功能的中心，那一定有一层厚厚的防护壁来抵御外来物的入侵吧。

　　然而实际上，这层防护壁只有一层细胞那么薄。一种名为肠黏膜上皮的肠道细胞将肠道内部与身体内部分开。侵入人体的病原菌和毒素，几乎都是借由食物进入体内的，因此，肠黏膜上皮细胞在执行消化和吸收营养素任务的同时，还要警戒具有感染性的细菌、病毒和其他毒素物质，并通过攻击这些有害物质来保护我们的身体。

　　当然，身体还配备了大量的"支援部队"来保护这层细胞。在肠黏膜上皮细胞的内部，有肠相关淋巴组织作为坚实的后盾，其中的各种淋巴细胞都处于随时待命的状态。树突状细胞是免疫细胞的一种，会在肠黏膜上皮细胞的缝隙之间伸出无数触手，一旦触手探查到敌人，马上就会通知周围的免疫细胞。

肠黏膜上皮细胞上还有一层黏液，就好像铺上了一块厚绒毯。这层黏液可以保护肠道细胞，使病原体和毒素无法直接接触肠道细胞。黏液中配备了"巡逻部队"——免疫球蛋白A（IgA），负责检查有无可疑的细菌与毒素入侵。此外，黏液中还存在着肠道内的共生细菌群，它们会和肠道内的有害菌"抢夺地盘"，从而阻止有害菌在肠道内常驻。

然而，看似坚若磐石的防御体系，却有一个让人意想不到的弱点。当肠黏膜上皮细胞之间的空隙变大时，病原体、毒素以及未经彻底消化的食物成分就能轻松地入侵体内。正常情况下，肠道细胞彼此紧密地贴合在一起，但当肠道内出现慢性炎症时，这道锁就会遭到破坏，这种状态被称为**"肠漏"**。

肠漏不是正式的医学术语。医学中表达这一状态的术语是"胃肠黏膜的通透性增高"。所谓通透性，是指肠道内的物质更容易穿过肠道壁进入体内。

免疫细胞负责处理透过肠道壁进入身体的各种物质。当免疫细胞持续被迫采取过度反应，工作量大于平常时，人体的免疫功能就会逐渐失控。

淋巴细胞在面对侵入人体的异物时，会**制造抗体作为武器。**有了抗体，当异物再度侵入人体时，免疫系统会迅速做出反应并对异物进行攻击。一般来说，抗体不会攻击自身组织。然而，**当免疫系统的调节功能失控时，抗体就会反过来攻击自己的身体。**体内的抗体攻击自身的现象被称为**自身免疫性疾病。**因免疫功能异常而引起的肠漏，常与哮喘、1型糖尿病、乳糜泻等自身免疫性疾病并发。

免疫功能的异常也会以过敏的形式呈现，其原因有时也和肠漏有关。因此，当肠道环境紊乱引发慢性炎症时，身体会出现各种不同的症状。

04
肠道细菌为我们的健康把关

　　肠道环境的恶化会导致全身健康状态不佳。为了防止这种情况发生，我们的身体具备多种可维持良好肠道环境的机制。而且，不仅我们的身体在努力维持肠道环境，栖息在肠道中的细菌也功不可没。

　　肠道的表面积约为400 m²，相当于一个标准篮球场的大小。在这块广袤的"土地"上，生活着大量的肠道细菌，这些细菌的总重量可以达到2~3 kg。虽然被统称为肠道细菌，但其中包含了真菌、古菌、病毒和原生生物等多达2 000多种微生物，它们在我们的肠道内共生。

　　肠道细菌不仅会互相交换信息，还会与我们的身体细胞互通有无，共同维持着肠道内的环境。它们会形成菌群，共同抵挡其他细菌和病毒对自己菌群的入侵。此外，肠道细菌还会生成细菌素，可以直接攻击致病菌。

发现未知细菌入侵时，肠道细菌会将这一信息通知中性粒细胞和淋巴细胞等身体中的"巡逻部队"，诱导机体产生免疫反应。肠道细菌与人体的共生关系会在我们出生后的1 000天左右完成。也就是说，一般在3岁前我们体内的免疫细胞就会与肠道细菌构建起关系，而这一关系将会影响我们的一生。

只要连续4天饮食不规律，就会影响肠道细菌

那么，肠道细菌是否从此就不会发生改变了呢？

答案是否定的。研究发现，即使是同一个人，不同季节吃下不同的食物，肠道细菌的种类和多样性都会发生变化。因此，吃什么对肠道细菌而言十分重要。

肠道细菌每天都会受到饮食的影响，并逐渐发生变化。

研究指出，哪怕只有短短4天，其饮食内容都会对肠道细菌的构成带来影响。如果连续4天的饮食都以摄入动物蛋白和脂肪为主，缺乏膳食纤维，肠道细菌就无法生成短链脂肪酸（丁酸、乙酸、丙酸），从而明显改变肠道细菌的构成。

其中，丁酸具有抑制肠道黏膜发炎的作用，对维持人体正常的免疫功能至关重要。以动物蛋白为主而缺乏膳食纤维的饮食会让体内的丁酸水平低下，从而造成能产生丁酸的细菌数量减少。不过，只要恢复正常的饮食，4天内造成的肠道细菌变化只需要2天左右的时间就能恢复如初。

肠道细菌的基本构成其实是非常稳定的。即使饮食稍有失调，只要能恢复正常的饮食，肠道细菌很快就能恢复。然而，如果整整1个月，甚至1年持续出现饮食失调，受其影响而出现紊乱的肠道细菌构成很可能会发生不可逆的改变。肠道细菌的构成一旦确立，就很难在短时间内改变。这就是为什么发生紊乱的肠道细菌恢复正常需要耗费很长时间。

05
肠道细菌的构成是可以改变的

肠道细菌的构成在什么样的情况下会发生改变呢?

首先是年龄因素。相比幼儿期,随着我们逐渐步入青年,拟杆菌和双歧杆菌(有益菌)等细菌的占比会慢慢降低。从30岁到70岁期间,大肠杆菌和葡萄球菌(有害菌)等的占比会逐渐提高,而双歧杆菌等细菌会进一步减少。

这种有害菌增加的情况会影响我们合成维生素B_{12}和生物酶的能力,造成免疫功能低下,我们对压力的反应也会变大。因为有益菌的占比会逐年减小,所以年龄越大,我们就越要尽可能地避免对肠道细菌造成伤害的行为。

肠道细菌的构成会因为饮食、生活习惯、压力和环境因素等而发生改变。正如我在前文中介绍的，我们吃进嘴里的食物对肠道细菌造成的影响最大。但除了食物之外，我们还需要重点关注另一类同样经口摄入，也会对肠道细菌带来巨大影响的物质，那就是**抗生素**。

抗生素对肠道细菌可能会造成不可修复的损伤

医生会在我们患上咽炎、扁桃体炎、支气管炎、肺炎等疾病时开具抗生素类药物。抗生素主要用于杀灭引发疾病的细菌，然而这些抗生素也会杀死那些生活在我们身体各个角落、并未对身体造成任何危害的共生菌。并且，使用抗生素能够在短时间内大幅改变肠道细菌的构成。

一项研究对比了急性鼻窦炎[1]患者使用10天抗生素类药物阿莫西林前后，肠道细菌发生的变化。研究发现，服用抗

1　鼻窦为鼻腔周围颅骨（额骨、蝶骨、上颌骨、筛骨）内的含气空腔的总称。

生素类药物第1天，患者的粪便中含有各种不同的细菌。然而，在服用阿莫西林的第4天，用药首日在粪便中检测出的双歧杆菌已经消失，而原本含量仅为2%的大肠杆菌已经增加到高达34%。

在结束服用抗生素之后的第24天，一些消失的细菌虽然再次出现，但研究人员并未检出双歧杆菌。一般情况下，抗生素类药物对肠道细菌的影响在用药的3~4天后便会显现出来，用药结束一周后肠道细菌基本恢复。但若想要完全恢复到服用抗生素之前的状态就不太可能了。就算过了6个月之久，肠道细菌仍无法完全恢复到用药前。只是短短几天使用了抗生素，就有可能对肠道细菌带来不可修复的损伤。

自从1928年人类发现了第一种抗生素（青霉素）后，抗生素帮助人类对抗了来自各种病原菌的攻击，拯救了数百万人的生命，可以说抗生素是人类对抗病原菌的武器。然而，抗生素也会对一些细菌（耐药菌）束手无策。

在服用抗生素后再次出现细菌感染，就说明对抗生素有耐药性的细菌比例有所提高。如果增加的耐药菌是一种病原菌（会对人体造成危害的细菌），当它发挥其病原性时，我们将无法招架。

因此，在医疗机构中，医生在治疗感染症时会对抗生素的使用慎之又慎。如果大家理解了抗生素会在肠道中引发怎样的巨变，就不会仅仅因为感冒而要求医生开具抗生素类药物的处方了。

06

肠道细菌会影响身体的代谢功能

如果肠道细菌的构成比例改变了，人体会出现何种变化呢?

肠道细菌的比例中，大约有20％的有益菌、10％的有害菌和70％的条件致病菌。当有益菌占优势时，条件致病菌就会向有益菌的阵营靠拢，而当有害菌处于优势地位时，条件致病菌就会倒向有害菌的阵营。因此，在正常情况下，我们的肠道应该是保持在有益菌占优势的状态。

然而，当我们服用抗生素后，上述状况就会发生改变。一般来说，有害菌对抗生素的耐药性普遍更强，而且抗生素也不会对念珠菌等真菌产生影响，这些真菌都能存活下来。

使用抗生素后，随着细菌的再次增殖，有害菌的占比就会呈增高趋势。

肠道细菌中，某些特定的菌群消失后，与之相关的代谢产物也会发生变化。有益菌的减少会对全身造成各种影响，其影响之深远，远超我们的想象。比如说，肠道合成B族维生素和维生素K主要依靠乳酸菌和双歧杆菌。尤其是维生素B_2和叶酸，有很大一部分是由肠道细菌生成的。倘若**合成维生素的功能下降，全身的代谢都会受到影响。**

另外，由肝脏分泌出来的消化液"胆汁"能够分解并吸收脂肪。胆汁的主要成分是胆汁酸，这种成分会在经过"螯合"这一形式的代谢程序后，分泌至小肠中。之后，90%以上的胆汁酸会在小肠中再次被人体吸收。执行再吸收的过程中，需要经过"去螯合"的过程，而负责进行去螯合的正是乳酸菌、双歧杆菌、拟杆菌和艰难梭菌等肠道有益菌。如果这些细菌减少，胆汁酸就无法再次被人体吸收，这将引发脂肪的消化吸收问题。

虽然同为肠道细菌，不同种类的肠道细菌也会互相争夺彼此所需要的物质。比如，一种名为青春双歧杆菌的细菌，它能使低聚糖和膳食纤维发酵，制造出乳酸和乙酸。丁酸梭菌虽然无法直接分解低聚糖和膳食纤维，但它能分解乳酸和乙酸。因此，对于丁酸梭菌而言，青春双歧杆菌就是不可或缺的物质。

不知不觉中进入体内的抗生素

有人也许会想，平时不怎么去医院，抗生素引发肠道细菌问题应该与自己无关吧？

其实在日本，医院使用的抗生素只占整体抗生素使用量的1/3。那么，其余的2/3都用到哪里去了呢？答案是养殖鱼类和家畜的疾病防治上。

只需确保抗生素浓度低于一定的标准，农产品就能上市售卖，所以人工养殖的鱼、牛、猪、鸡中都有一定程度的抗生素残留。即使没有抗生素残留，这类人工养殖的鱼类和禽畜类也有可能携带抗生素耐药菌。

在肠道内，细胞之间会进行遗传物质的交换与转移。携带抗生素耐药性基因的细菌进入肠道，可能会造成与直接服用抗生素别无二致的肠道细菌变化。因此，那些经常食用养殖鱼类和禽畜类的人仅仅因为吃下的东西，就让自己处于抗生素和抗生素耐药菌侵入体内的风险之中。

除此之外，<u>对于服用抗生素之后可以吃什么，我们也应该格外谨慎地做出选择。</u>

大家最容易想到的方法是服用益生菌。有研究报告指出，服用含有乳酸菌、双歧杆菌、酵母菌等的膳食补充剂，可能有助于预防使用抗生素后引发的严重肠炎。

不过，更为重要的是<u>在吃之前，我们就要认真地思考：这是肠道有益菌喜欢的食物吗？</u>

07

肥胖者与纤瘦者的差别，和肠道细菌的比例有关

假设你正在为体重增加而烦恼不已，那么你认为自己瘦不下来的主要原因是什么呢?

如果你觉得是因为自己意志太过薄弱，无法管住嘴，吃下了太多正餐和零食，那恐怕今后你也很难瘦下来。

我认为，在此之前你需要多了解一下有关肠道细菌的知识。

肠道细菌的组成结构虽然因人而异，不过从细菌所属的"门"这一较大分类来看，人体的肠道细菌有90％以上都属于厚壁菌门（乳酸杆菌、艰难梭菌）和拟杆菌门（拟杆菌、

普氏菌属等）。

肠道细菌决定了人体从食物中吸收营养的多寡。科学家已经通过小鼠实验证明了这一现象。肠道处于无菌状态下的小鼠即使吃下饲料，体重也不会增加，同时也不会出现脂肪的囤积。当研究人员将正常小鼠的肠道细菌移植到无菌小鼠身上后，虽然减少了投喂的饲料量，但移植后的无菌小鼠体重不断上升，体脂肪也增加了60%。

以上实验换作人体的肠道细菌也得到了同样的结果。研究人员将纤瘦者的肠道细菌移植到无菌小鼠体内，小鼠的体重并不会增加。但如果换作肥胖者的肠道细菌，小鼠的体重就会增加。

科学家还发现，肠道细菌让人长胖还是变瘦的秘密，其实就在厚壁菌门和拟杆菌门两种肠道细菌的比例上。

解决肠道发炎，才是瘦下来的关键

与瘦人相比，肥胖人群的肠道细菌中，厚壁菌门细菌多出20%，拟杆菌门细菌则少了90%。

厚壁菌门细菌能从我们吃下的食物中吸收更多的热量。因此，当肠道中厚壁菌门的细菌占比较高时，就算吃得不多，我们也很难瘦下来。

然而，厚壁菌门与拟杆菌门细菌在肠道细菌中的占比变化所带来的影响，不仅表现在热量吸收的多少上。拟杆菌门细菌能发酵膳食纤维，产生更多的短链脂肪酸。而**短链脂肪酸具有抑制大肠内炎症的功效。**因此，当拟杆菌门细菌减少后，短链脂肪酸的量也会相应地减少，进而引发肠道炎症。

而肠道内的炎症不会仅限于肠道，发生炎症后，身体会产生炎症性细胞因子，并向全身扩散，诱发大脑和身体各处的脂肪细胞也随之发炎。

此外，如果内脏囤积了大量脂肪，尤其会引发炎症。而肠道的炎症也会加剧脂肪的炎症。因此，想要减少体内的脂肪，首先要做的就是抗炎，把焦点放在作为源头的肠道上。

08
饮食导致的肠道细菌紊乱与肠漏

　　现代人的饮食中含有丰富的糖类与脂肪。我们可以在便利店、超市轻而易举地买到能量密度极高的食品，比如方便面这类加工食品，并随时随地享用。然而，长期摄入高能量密度的食品，我们很容易发胖。这是因为高糖高脂的饮食会引发肠道细菌紊乱，并最终导致肥胖，这已经从大鼠实验中得到了证实。

　　在实验中，研究人员将大鼠分成三组，一组喂食高糖高脂的食物，一组喂食高糖低脂的食物，对照组则喂食低糖低脂食物，连续喂食4周。结果显示，高糖高脂组和高糖低脂组的大鼠体重与体脂肪均有所增加。而在它们的肠道细菌中，引发肥胖的细菌比例，即厚壁菌门和拟杆菌门的比例也会随之升高。

高脂肪饮食使炎症性细菌增加

这项研究还发现，在吃下高糖高脂、高糖低脂食物的大鼠血液中，炎症性传导物质（细胞因子）也有所增加。这意味着，这样的饮食在体内引起了炎症。

不仅如此，一种名为**脂多糖（LPS）**的物质在大鼠肠内和血液中的数量也有所增加。LPS是革兰阴性菌细胞壁的组成成分，在肠道内的数量相当丰富。不过，只要LPS进入血液，就会引起强烈的炎症反应。

如果因高脂肪饮食而造成肠道细菌紊乱，变形菌门的细菌（弯曲杆菌、绿脓杆菌等）就会增加。变形菌门细菌正是含有LPS的炎症性细菌。正常情况下，为了不让LPS进入血液，肠道细胞会紧紧地"锁"在一起，不会有任何空隙。然而，当肠道中的LPS太多时，这道锁就会遭到破坏，引发肠漏症。出现肠漏后，LPS会从空隙流入血液，进一步诱发体内炎症。由此可见，LPS与肥胖有着密切联系。

在一项针对成年男性的研究中发现，体内LPS浓度较高的人，他们的能量摄入量也会更高。**<u>LPS的增加与食欲增进、体重增长相关。</u>**而这背后的原理则与肠、脑之间的紧密关系有关。

09

"肠脑关联"——肠道会与大脑对话

在本书的开头我曾提到，在一些外科医生的眼中，大肠不过是"食物的通道"。其实，并非只有外科医生认为肠道是独立的、只负责消化吸收的器官。现代医学认为，每一个脏器都是独立存在并各自发挥作用的。

正因如此，治疗大脑有脑科医生，治疗心脏有心脏科医生，治疗肺部有呼吸科医生，各科的医生都有自己的专业领域，各司其职。然而近年来，人们逐渐意识到这样的理念已经落伍了。

科学家发现，肠道与大脑之间存在十分紧密的关联性，"肠-脑轴（gut-brain axis）"这一专业术语开始出现在各种医学论文中。**<u>人体70%免疫系统的功能是由肠道来执行的</u>**，肠道还有丰富的神经组织。肠道内的神经细胞多达5 000万到1亿个，这一数字可以和脊髓中的神经细胞数匹敌。

因此，肠道又被称为"第二大脑"。**<u>肠道与大脑通过神经进行直接对话，还会借激素和信息传导物质来传递信息。</u>**而肠道细菌制造出来的LPS，就是让我们发胖的幕后黑手。

肠道细菌出问题，大脑机能也会受影响

"迷走神经"是连接大脑与肠道的神经。迷走神经在食物的摄入，尤其是对食量的控制上发挥着重要的作用。迷走神经不仅负责将来自大脑的刺激传达给肠道，也会将来自肠道的刺激反馈给大脑。

肠道除了肠黏膜上皮细胞，还有神经内分泌细胞。胃肠道神经内分泌细胞会分泌各种不同的神经传导物质，其中"胆囊收缩素"是一种能让人产生饱腹感的消化道激素。

胆囊收缩素能把肠道里关于营养素的量与质的信息，由迷走神经传达给大脑。而从肠道流入血液进而诱发全身炎症的LPS会扰乱从肠道传递给大脑的信息，使人不易感受到由胆囊收缩素所带来的饱腹感，结果刺激了食欲，造成了肥胖，同时也<u>扰乱了我们大脑的功能。</u>

　　那么，我们有没有办法解决因LPS所引发的肠道炎症呢?

　　其实，解铃还须系铃人，问题的关键还是在于肠道细菌。<u>肠道细菌产生的短链脂肪酸，尤其是丁酸，能抑制肠道炎症，改善LPS引发的肠漏。</u>但肠道细菌想要制造丁酸，就不能缺少作为原料的膳食纤维。<u>膳食纤维摄入不足，就无法改善肠道炎症。再者，摄取足量的膳食纤维对于减肥来说，也是不可或缺的饮食方式。</u>

10
改善肠道状况，就能减少内脏脂肪

　　脂肪细胞中如果一直囤积甘油三酯，就会不断地释放出炎症性传导物质（细胞因子）。所谓的减肥成功，指的就是过量囤积在脂肪细胞中的甘油三酯被排出，脂肪细胞恢复到原本的大小，炎症也就消失了。

　　出现肠漏时，说明身体各处其实都在发炎，脂肪细胞自然也受其影响，处于持续发炎的状态。肠漏的状态必然还会扰乱肠道细菌的构成。

　　许多人一说减肥，就只关注热量。然而，肠道细菌紊乱的状态得不到改善，不解决肠漏问题，就算减少热量的摄入，也很难让体重降下来。

破坏肠道细菌的平衡，引发肠漏的原因，不仅和摄取过多的糖类和脂肪的饮食、滥用抗生素有关，**压力也是一大诱因。**一项研究发现，哪怕只是站在人前发表演讲（处于轻度压力状态），都有可能引发肠漏。

一般认为，这很有可能是受到压力激素皮质醇的影响所致。动物实验证明，**皮质醇水平升高，乳酸菌、双歧杆菌等有益菌的数量就会减少。**长期身陷慢性压力下的人或许会一直处于肠漏的状态。因此，有人认为消除压力也应该列入减肥的课题中。

此外，还有其他因素会引发肠漏，如酒精、咖啡因饮料、色素、防腐剂等食品添加剂、牛奶或乳制品、非类固醇抗炎药、口服避孕药等激素药物、汞和铅等重金属在体内的富集等。

从结果来看，**减肥本就不简单，我们需要先有意识地去改善整体的生活方式，再投入减肥才是良策。**

不过，引发肠漏以及慢性炎症的脂肪细胞增多背后，还潜藏着一个重大的问题，那就是**激素异常——胰岛素抵抗。**

众所周知，**胰岛素是一种具有降血糖作用的激素。**其实，胰岛素还有一个重要的作用。**它的别称叫作"肥胖激素"，它是人体内唯一能促进身体储存脂肪的激素。**胰岛素抵抗是指胰岛素的功能发生异常的状态。不难想象，储存脂肪的激素如果出了问题，自然就会引发肥胖。

下一章，我将从胰岛素入手，介绍肥胖时身体出现的各种激素异常问题。

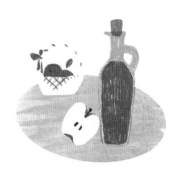

现代人瘦不下来的根源
在于激素异常

01

吃太多加工食品，对健康有害无益

我们亚洲人日常饮食的一大特点就是饮食结构中碳水化合物的占比偏高。以日本人为例，虽然其碳水化合物的摄入热量于1975年达到最高值后已经呈逐年下降的趋势，但碳水化合物的占比一直稳定在60％左右，而且碳水化合物的种类也随着时间推移而有所改变。

如今，<u>人们食用米饭、薯类的比重正在降低，取而代之的是面包、意大利面以及各种能在便利店或超市轻松购得的加工食品。</u>盒饭、熟食、点心、冰激凌等，都属于深度加工的食品。

在肥胖人口占比不断上升的当下，我们只要观察一下饮食生活的改变，就能理解这背后的原因。加工食品中含有多种食品添加剂。看看食品外包装的背面就会发现，很少有产品的成分表只有一两行。大多数产品的成分表里罗列了大量化学制品，比如防腐剂、乳化剂、色素等。即使产品包装上写的是"酱油"，化学合成的东西也占了大部分。在日本，生产商没有义务详细标注酱油这类调味品的具体成分，所以里面到底加了多少添加剂，消费者则不得而知。

希望大家今后在购买食品前仔细查看包装的成分标识，然后问问自己："这些东西加了添加剂之后才变得如此美味，但真的值得我们吃进肚子里吗？"

以前，我工作累了就会去买块巧克力吃来提神；傍晚做完手术就吃点米饼充饥；考虑到健康，会买成分标识为100%的纯果汁；嘴馋想喝甜饮料时，会选择零卡的碳酸饮料……假如我没有深入思考什么是真正的健康，一直保持这样的生活，将来会发生什么，细细想来真是让人脊背发凉。然而，大部分的人对加工食品依旧没有任何警觉，仍然每天大量食用。

缺锌会增加患病风险

食品按照加工程度可分为四大类。

第一类是可以直接食用的食物。如蔬菜、水果、鸡蛋、牛奶和肉类等未经加工的食物。

第二类是由食物精制出来的食品。比如经过榨取的油、用牛奶制成的黄油、以甘蔗为原料精制成的砂糖、从海水中提炼出的海盐、大豆发酵而成的酱油等。

第三类是将第一类与第二类组合起来之后制成的食品。自家烹饪的饭菜基本都属于这一类型。

第四类则是深加工食品。软饮料、零食、加工肉制品、速冻食品等大量摆在超市和便利店货架上的食物都属于第四类。常吃这类深加工食品的人容易缺乏B族维生素和矿物质锌。

锌是与人体免疫力息息相关的重要微量元素。有研究指出，经常吃深加工食品的人，患心血管疾病以及其他有死亡风险的疾病的概率要高，也会提高包括乳腺癌在内的各类癌症的发病风险，而且还容易变胖。

经常在外用餐易引发体内激素异常

　　为什么经常吃深加工食品容易变胖呢？原因之一就是加工食品中含有<u>内分泌干扰物质，而这些物质可能会导致激素异常。</u>

　　内分泌干扰物质是指会干扰人体的内分泌系统，引发人类与动物出现发育、生殖异常，并对神经系统和免疫系统造成负面影响的物质。研究报告显示，这类物质会对雄性激素中的睾丸素和雌性激素中的雌激素产生影响，引发不孕、前列腺癌、乳腺癌、肥胖、糖尿病、免疫力缺陷等疾病。

　　邻苯二甲酸酯是一种能够让塑料变得更柔软的物质，常被用于食品接触材料（塑料或再生纸盒制成的包装盒等）、个人洗护制品、医疗用的软管等产品。美国的一项调查报告显示，在外用餐次数较多的人与只在家吃饭的人相比，体内富集的邻苯二甲酸酯含量高55%。而且，这一趋势在年轻人身上体现得尤为明显。

在外面吃饭次数越多，吃下接触过塑料的食物的频率就越高。在便利店买回盒饭，再使用微波炉加热。每次加热，都会有更多邻苯二甲酸酯从包装塑料中释放出来。为此，**<u>日常饮食以便利店食品、外卖为主的年轻人出现激素异常的风险更高。</u>**我认为，应该让身边的年轻人充分了解这种风险。

02
激素会造成体内囤积脂肪

　　与肥胖关系最为密切的激素是胰岛素。**胰岛素是由胰腺分泌的激素。一般认为，它是一种能起到降低血糖作用的激素。**当人体吸收了糖（葡萄糖）之后，血糖浓度升高，会立刻刺激胰腺分泌胰岛素，胰岛素这一"无形的手"开始调节，通过将吸收的糖类转化成体内其他能量物质的原料，并抑制体内其他能量物质转化成糖类，将血糖降下来，从而保证血液中血糖值的稳定。

　　说到会让血糖值快速上升的食物，大家首先想到的应该是白砂糖。然而事实上，米饭、面包才更容易让血糖值上升。研究人员把不同食物造成血糖值上升的程度进行数值化后，得到了一个指标——升糖指数，也就是平时我们常听到的GI值。GI值是将摄入50 g食物与摄入50 g葡萄糖后的血糖值上升程度进行比较而计算得出的。葡萄糖的GI值为100。

虽说都是糖类，但人体对不同糖类的吸收率有所不同，其相应的血糖值上升速度也不相同。白砂糖的GI值为65，相比葡萄糖低一些。而白面包的GI值为89，白米饭为78。由此可见，面包和白米饭比白砂糖更容易升血糖。

糖类一旦进入人的体内，胰腺就会立刻忙碌起来。从肠道吸收糖类的那一刻起，胰腺就会马上分泌胰岛素。因此，当你觉得自己只是嘴馋吃了一点巧克力、蛋糕或者饼干时，你的胰腺其实都在全速运转。上午的工作间隙、下午的茶歇、晚餐后的零食，每一次在一日三餐以外吃些小点心的时候，胰岛素都在你的全身奔走。

胰岛素引发肥胖的原理

大家可能会觉得奇怪，既然胰岛素是降低血糖值的激素，那它为什么会和肥胖扯上关系呢？

血液中的糖在胰岛素的作用下被细胞吸收，糖从血液中转移到细胞中，所以血糖值才会下降。当细胞中的糖含量超过了细胞代谢所需的量时，这些糖就会以糖原的形式储存在肝脏与肌肉中。但肝脏能储存的糖原只有100 g，肌肉能储存的糖原也不过500 g。**当体内还有剩余的糖时，它们就会被肝脏转化为脂肪（甘油三酯），而胰岛素能促进肝脏合成脂肪，并且让脂肪细胞储存更多的脂肪。**这也是为什么胰岛素又被称为"肥胖激素"的原因。

过量的糖会在胰岛素的作用下不断转化为甘油三酯，储存在脂肪细胞中，肥胖由此发生。如果没有胰岛素发挥作用，脂肪就不会囤积。正因如此，想要减肥，就得关注胰岛素。

03

胰岛素抵抗会使血糖值的变动更剧烈

人体自带一种机制，面对反复出现的刺激，身体会逐渐不再做出过多反应。

举个最容易理解的例子，当我们刚开始服用止痛药、止泻药或安眠药时会很有效，但如果持续多次服用，效果就会越来越不明显。这是因为药物以及体内的神经传导物质、激素等在作用于细胞时，会与细胞的"受体"相结合而产生反应。

面对体内过剩的物质，身体会自动减少相应的受体数量，让刺激不容易传导至细胞，这种现象被称为下行调节。这是为了避免细胞持续受到某种特定的刺激而形成的生物防御机制。

仔细观察会发现，现代人总是吃个不停，而人们吃下的各种食物中很多都含有糖。每次进食，胰岛素便随之分泌。当一整天胰岛素都在源源不断地分泌时，身体就会启动对胰岛素这种激素的下行调节。细胞会减少胰岛素的受体，让身体不容易受到胰岛素的刺激。这一调节引发的结果就是糖无法进入细胞内，血液中的含糖量随之升高。

面对血糖值升高的情况，胰腺会分泌出更多的胰岛素，造成糖分和胰岛素在血液中都升高的情形，这种状况被称为胰岛素抵抗。出现胰岛素抵抗后，餐后的血糖值会变得难以下降。体检发现血糖值较高的人大多存在胰岛素抵抗的问题，而胰岛素抵抗极端恶化的状态就是糖尿病。

"吃完饭很困""饭后还想吃东西"可能是低血糖所致

让我们来看一看，发生胰岛素抵抗时，体内的血糖与胰岛素发生了什么变化?

通常情况下,进餐后血糖值会上升,上升的瞬间胰腺就会分泌胰岛素以降低血糖值。胰岛素的反应非常灵敏,所以在餐后测定血糖值也不会出现太大波动。然而,发生胰岛素抵抗后,胰岛素的分泌变得迟缓,产生降血糖的效果需要花费一段时间。在这期间,血糖值自然会上升。

身体为了降低上升的血糖值,会分泌出更多的胰岛素。虽说过量分泌的胰岛素会逐渐降低血糖值,但由于其分泌量大大超出所需,所以血糖值会降到正常水平以下,这种现象叫作反应性低血糖。人会出现<u>站不稳、身体倦怠、手发麻</u>等症状。

有些人会<u>在午餐后产生强烈的睡意</u>,这很可能是反应性低血糖引起的。反应性低血糖通常在餐后2~3小时发生,如果<u>吃完饭肚子不饿却还想吃东西,则有可能存在胰岛素抵抗的问题</u>,请多加注意!

04
胰岛素抵抗会引发代谢综合征

在胰岛素抵抗的状态下，全身细胞对胰岛素的敏感度都会下降，使得糖类无法进入细胞，只能滞留在血液里。然而，脂肪细胞的敏感度却不降反升，于是胰岛素开始积极地对脂肪细胞发挥作用，不断囤积脂肪，最终引发肥胖。

其实，过去有很多关于胰岛素抵抗会造成肥胖风险增高的论文与研究。并且，研究也证实，随着肥胖的情况加剧，胰岛素抵抗的问题会进一步恶化，从而形成恶性循环。

那些有大量内脏脂肪的人，不论他们吃下多少食物，在餐后不久就会出现反应性低血糖，然后吃下更多的东西。这样的循环让他们永远也无法摆脱肥胖的问题。

其实，胰岛素抵抗是一种代谢综合征，会诱发我们通常所说的"三高"。代谢综合征的典型症状有内脏肥胖、高血压、血脂异常、糖耐量异常等。因为这些异常，代谢综合征患者心脏病的发病风险较高。

代谢综合征是胰岛素抵抗的连带反应。内脏脂肪和肝脏脂肪的增加等症状，绝不是单纯的脂肪增多，而是今后将会出现重大健康问题的初期征兆。

现代医学认为，心脏病、糖尿病、癌症等疾病都和人体内的慢性炎症有关。而导致慢性炎症的原因之一就是胰岛素抵抗。研究人员推测，改善胰岛素抵抗或许能改善体内的炎症问题，从而对心脏病、糖尿病、癌症等疾病的治疗有所帮助，这方面的相关研究也在不断开展和深入。

瘦的人也有可能有胰岛素抵抗问题

通过上文的介绍，我想大家应该已经理解了胰岛素抵抗与肥胖的关系。然而，苗条的人也不可掉以轻心。

与欧美人相比，亚洲人中肥胖人口的占比虽然较小，但有胰岛素抵抗问题的人的比例却不低。**即使是BMI低于 25 kg/m²的人，也有可能出现胰岛素抵抗。**尤其是那些虽然不胖却有脂肪肝的人，也会表现出胰岛素抵抗的症状。

胰岛素抵抗是容易在未来引起严重健康问题的危险因素，因此，不论现在是胖是瘦（当然胖的人尤其需要注意），想要健康长寿，都要注意保持良好的生活习惯，避免出现胰岛素抵抗。

05

改善胰岛素抵抗从调整肠道细菌开始

关于胰岛素抵抗，还有一个我们必须关注的重点，那就是肠道细菌的变化。上一章中，我已经介绍了肠道细菌的变化与肠漏、慢性炎症之间的关系。而和慢性炎症有着千丝万缕关系的胰岛素抵抗，也与肠道细菌的变化存在密切的关联。

糖尿病其实就是胰岛素抵抗的病态。已有多项研究证实，糖尿病患者与健康人群的肠道细菌构成大不相同。研究人员认为，在糖尿病患者的肠道中，容易引发炎症的某些特定的细菌出现增殖，导致肠道发炎的LPS浓度也会升高，所以才会引起胰岛素抵抗。如此一来，大家自然会想到，调整肠道细菌是不是就能改善糖尿病和胰岛素抵抗呢？

用别人的粪便能改善自己的肠道细菌吗？

粪便移植疗法于2013年问世。这是由于抗生素对肠道细菌已形成病态的肠炎患者（克罗恩病）发挥不了作用。研究发现，如果将健康人的粪便通过软管注入肠道后，93.8%的患者痊愈了。粪便移植后，患者肠道细菌的多样性（种类）得到了恢复，而且肠道细菌的构成也更接近被移植到体内的正常人的粪便。

那么粪便移植对改善胰岛素抵抗是否有效呢？

科学家进行了相关实验。研究以BMI超过30 kg/m^{2}或腰围超过102 cm，或者确诊为糖尿病的9名男性代谢综合征患者为对象，连续6周时间，将纤瘦者的粪便通过软管从鼻子送到肠道进行粪便移植。实验结果显示，受试者对胰岛素的敏感度有了显著的改善。与此同时，受试者粪便中能产生丁酸的肠道细菌也增加了。

对于肠道而言，丁酸是一种非常重要的脂肪酸。丁酸不仅能够调节肠道内的酸碱度，为肠黏膜上皮细胞提供营养，改善肠道炎症，它还是一种信息传导物质，能随着血液进入大脑，负责向大脑传达肠道环境的相关信息。能产生丁酸的菌数量增加意味着通过粪便移植，肠道内的有益菌显著增多。

既然粪便移植法能改善胰岛素抵抗，那么是否意味着这种治疗方法也会对改善肥胖有效呢？下一篇中，让我们来看看粪便移植能否用于解决肥胖的问题。

06

吃下"好粪便"就能瘦吗

　　"粪便移植"究竟是什么意思？

　　在市面上销售的益生菌保健品中，通常一份产品中含有10~1 000亿个益生菌。然而，仅1 mL的粪便中就含有超过1万亿个细菌。将30~50 mL的粪便直接注入肠道中，意味着天文数字级别的细菌进入肠道。移植粪便其实是一场规模宏大的细菌移植工程。

　　那么，既然移植粪便能改善胰岛素抵抗，那是不是也能用这种方法来减肥呢？

　　研究人员招募了22名对这种方法抱有期待的肥胖者，展开实验研究。受试者被分成两组，一组服用由瘦人的粪便做成的胶囊（现在移植已不再直接注入粪便，而改为服用胶囊。为了确保摄入的细菌量，每次需要服用30粒胶囊），另一组则吃下外观别无二致的安慰剂胶囊，连续服用8周。12周后，虽然受试者的肠道细菌发生了改变（细菌的构成、胆汁的成分），但体重却完全没有下降。

一时治标无法从根本上打造健康的肠道

在我撰写本书期间，许多关于粪便移植能否达到减肥效果的研究仍在进行中。因此，现在就下结论说粪便移植对减肥无效还为时尚早，但说实话，我个人认为不必对结果抱有太高的期待。

从短期来看，将纤瘦者的粪便注入肠道内，的确能改善胰岛素抵抗，让人比较不容易发胖。可这样做只能改善一部分胰岛素抵抗，并不意味着胰岛素抵抗被彻底消除。

和粪便相比，保健品里的益生菌含量少得可怜。坚信服用保健品就能改善肠道状态而坚持服用的人中，真正获得改善效果的凤毛麟角。而且市售的各种益生菌产品中还含有各种食品添加剂。因此，在选购时一定要睁大眼睛，谨慎辨别购买的产品是否真的能为自己的健康加分。

我们每天排出的粪便中，大约有一半是活着的肠道细菌，另一半则是肠道细菌的残骸。因此，肠道中每天都会产生大量新生的肠道细菌。当然，这些新生的细菌都是由以往在肠道中生活的细菌增殖而来的，外界进入的细菌无法立刻在肠道中增殖，肠道细菌之间的竞争也相当激烈。

那么，盘踞在体内的那些"不好的"肠道细菌又是如何出现的呢？答案就在于个人"不好的生活习惯"里。因此，服用药物或保健品改善细菌的构成只是一时治标之举，想获得长期的改善效果，还是要采取根本的解决之道才行。

≡🍴07
瘦素和食欲及免疫力都有关

明明已经吃了很多东西，可还是想吃；明明肚子已经很饱了，可就是无法抑制想吃东西的冲动。如果大家遇到这种情况，很可能是体内控制饱腹感的激素出现了问题。

能让人感到饱腹感的器官名叫饱腹中枢，它位于大脑的下丘脑中。而刺激饱腹中枢的激素有肠道分泌的胆囊收缩素、肽YY、胰高血糖素样肽-1等，以及脂肪细胞分泌出来的瘦素。

瘦素过多，就无法发挥作用

瘦素是有关进食与能量消耗的主要调节因子。过去科学家发现瘦素时，学界一度认为人类终于掌握了引发肥胖的要因，因此瘦素备受关注。当时科学家认为，只要从体外补充瘦素，就能让人很快有饱腹感，从而减少食物的摄入量，人自然就能瘦下来了。然而，实际研究后发现，<u>额外补充瘦素对瘦身毫无效果。</u>

想来也是理所当然，因为<u>真正肥胖的人体内并不缺乏瘦素，他们体内的瘦素反而处于过剩的状态。</u>虽然瘦素水平很高，可这些瘦素完全没能发挥作用。

就像前面提到过的，胰岛素功能不断恶化后会出现胰岛素抵抗的现象，瘦素的这种情况与胰岛素抵抗同理，被称为"瘦素抵抗"。<u>肥胖的人会出现瘦素抵抗的情况，瘦素无法顺利抵达大脑中的饱腹中枢，所以人没有饱腹感，就会一直吃个不停。</u>

瘦素抵抗会引发炎症和免疫力低下

导致瘦素抵抗的原因也与炎症有关。

瘦素本身就是一种会引发炎症的物质（炎症性细胞因子）。摄入高糖、高脂肪的食物后，脂肪组织会发炎，同时，身体也会同时分泌瘦素，和全身的发炎症状相互关联。

此外，瘦素还具有调节免疫的作用。瘦素功能低下会导致免疫力下降。这意味着肥胖可能是造成免疫力变差的原因之一。

08
肥胖是体内激素异常所致

　　能够在短期内减肥成功的人，从某种意义上来说都是具有较强意志力的人。**对于大多数人而言，短期减肥往往会以失败告终，这是因为身体对瘦下来这件事有着强大的抗拒力。**

　　对人体来说，"瘦意味着出现了生存危机"，这一程序早在远古时代就已经刻进我们的基因中。为此，身体会自动增强食欲，促使我们吃下更多的食物。负责调动食欲的激素叫作饥饿素。

　　饥饿素在1999年被日本的研究人员发现，算是一种发现相对较晚的激素。饥饿素主要由胃和小肠的前半段分泌，能促进胃肠活动，向大脑发出"现在肚子空空"的信息。当胃肠发出这一信号后，我们会感觉到"好像肚子饿了"。

进食后，饥饿素水平就会降下来。不过，碳水化合物具有强大的抑制来自饥饿素刺激的力量。一顿饭吃到最后不吃些碳水化合物总感觉好像没吃饭，或者在饮酒聚会的最后要吃点主食收尾，都是因为体内饥饿素的刺激没有被抑制下来。

其实我们并不需要吃早餐

饥饿素的水平一旦上升，我们就会想吃东西。那么，饥饿素真的和空腹感有关，并能受到控制吗？事实并非如此。

一项研究针对断食33小时的人，测量了其饥饿素的分泌值。结果发现，在受试者空腹程度达到最高的时候，即断食33小时后，体内的饥饿素水平最低。之后，研究人员让受试者保持断食并继续跟踪观察，发现在中午12点、晚上7点和第二天早上7点时，饥饿素水平出现了自然升高。

这个实验结果说明，我们感到的"肚子饿了"和实际上是否真的饿了并无关系，而是人体在特定的时间点，其饥饿素的水平会自然上升。

在早晨，人体自带的机制会让血糖值上升，因此，**我们起床时并不会出现能量不足的情况。**很多人觉得早上肚子空空，不吃早餐就会全身没劲，然而早上起来的空腹感其实是长年累月的生活习惯培养出来的，**从人体的生理机能来说，我们其实没有必要吃早餐。**

那么，我们如何才能战胜饥饿素带来的、想吃东西的冲动呢？

方法其实很简单，只要不吃就可以了。**一旦理解了肚子饿的感觉其实是一种假象，就有办法克服它。**在饥饿素的分泌高峰不进食，大约2小时后它就会自然下降。

不良饮食习惯造成体内激素紊乱，引发各种异常

综上所述，想减肥，就要控制体内的各种激素。

肥胖的原因是我们摄入了过多的加工食品，从而导致胰岛素抵抗与瘦素抵抗等激素异常。

人体内分泌系统中的各种激素会相互影响，然后发挥作用，因此不会出现只有一种激素单独发生问题的情形。受到饮食影响而发生功能紊乱的激素，很容易引发胰岛素和瘦素等激素的异常。一旦胰岛素和瘦素发生异常，又会对肠道细菌造成巨大的影响。

由此可见，**<u>减肥要做的其实是在修复一个超乎想象的复杂的系统。</u>**

09
如何改善激素异常

　　肥胖背后潜藏着胰岛素抵抗和瘦素抵抗的问题。为了改善这些激素异常，我们需要让自身的肠道环境变得更好。那么，具体应该怎么做呢?

　　改善肠道环境是促成减肥成功的关键点，需要我们时时刻刻有意识地进行实践。关于立刻改善肠道环境的方法，我将在第5章中详细说明。在这一节中，让我们继续聚焦在胰岛素抵抗和瘦素抵抗的问题上。

　　如果不首先改善胰岛素抵抗和瘦素抵抗，就算一时能瘦下来，日后必将遭遇反弹。减肥成功后，瘦素水平保持高值的人出现反弹的概率更高，而瘦素水平较低的人更容易维持住减肥后的体重。同样的，改善胰岛素抵抗对于维持减肥效果来说也是必不可少的条件。

断食成功的关键

断食是能改善胰岛素抵抗和瘦素抵抗的方法。

许多人一听到"断食"，脑海中就会浮现出僧侣几天不吃不喝，坐禅冥想的画面，但实际上并非如此。所谓断食，就是在保证必要的水分与矿物质摄入的情况下，尽量减少需要消化的固体食物，让肠道达到休息的饮食方法。必要时，还可摄入非固体的蛋白质和脂肪，因此不会出现营养不良的问题。

断食中为避免营养不良，我刻意没有提到糖类，这是有原因的。胰岛素会受到糖类的诱导，只要糖类一进入体内，马上就会分泌胰岛素。成功断食的关键就在于尽量延长不摄取糖类的时间。

在断糖的初期，身体会出现倦怠、手脚发麻、没有力气等不适症状，让人想立刻补充糖类，这种极度渴望糖类的感觉被称为糖瘾。

想要克服糖瘾，大约需要5天来对糖类进行控制。反过来说，很多限制糖类的减肥法很容易在5天内失败。事实上，如果我们在不理解身体运作原理的情形下就开始断食，大概只需要2天就会感觉身体不适，从而无法继续断食。

从某种意义上来说，糖类对于身体而言是一种具有成瘾性的物质，停止摄入后身体就会出现戒断反应。

有助成功断糖的理想食材

为了能够顺利度过糖瘾期，我推荐的断食方法是**骨头汤断食。**

骨头汤是用牛、鸡、鱼等的骨头熬煮而成的高汤。骨头汤的原材料，即动物的骨骼、筋腱、韧带以及其他柔软的结缔组织中含有的名为胶原蛋白的蛋白质，这也是人体中含量最丰富的蛋白质。在熬制骨头汤的过程中，这些胶原蛋白会转变成另一种形态的蛋白质——明胶。

明胶富含脯氨酸、甘氨酸、精氨酸、谷氨酸等营养素，这些营养素具有强大的抗氧化作用，能促进代谢，是能提高肠道健康水平的氨基酸（蛋白质的构成成分）。

骨头汤营养丰富，不含糖类，是断食期间补充营养的理想食材。进行3天只喝水与骨头汤的断食后，第4天开始吃恢复餐。因为有4天没有摄入糖类，所以只要最后1天不摄入过多糖类，就能成功克服"糖瘾"了。

10
现在就开始断食吧

　　如果依靠骨头汤断食，过了几天严格断糖的生活后，又恢复到以往的饮食模式，那么一切努力就都付诸东流了。

　　因此，重要的是在断食结束后保持怎样的日常饮食。实际上，我们不需要连续几天长时间断食，也能改善激素异常的状况。**采取间歇性断食，也就是我们熟知的"轻断食"，就能不勉强自己，轻松地持续断食。**

　　实行间歇性断食方法很简单，就是将1天分成"进食的时间"与"不进食的时间"两部分而已。在不进食的时间里不摄入任何糖类；在进食的时间里，则有节制地摄入糖类，或者也可以完全不限制糖类的摄入。

一般来说，将进食的时间控制在8小时以内，就可以称为间歇性断食。这么做会让自己觉得每天多少都有在断食的感觉。可进食的8小时可以选择任意时间段，比如早上7点到下午3点，或是中午12点到晚上8点等。

越缩短进食的时间（减少至6小时、4小时或2小时），则越能提高改善激素异常的效果。进食时间缩短到2小时，基本就是一日一餐的状态了。在不进食的时间里，要注意充分补充水分，也可以喝咖啡、茶或花草茶等。

在进食的时间里，我们要有意识地摄入人体所需的营养素——蛋白质、脂肪、维生素、膳食纤维等。如果选择吃便利店或超市里的食物或者加工食品，就无法满足必要的营养素，也会失去断食所带来的健康效果。因此，断食期间最好是在家自行准备餐食。

因为有限制进食的时间，所以一定要在规定时间内充分摄入身体所需的营养素。

坚持间歇性断食的好处多多

坚持间歇性断食的其中一个好处就是能有效改善胰岛素抵抗。

在一项为期5周的实验中，受试者被分成进食时间为12小时和6小时两个组。在进食时间内，两组受试者获得的营养素完全相同。从实验结果来看，6小时进食时间组在5周后胰岛素水平和胰岛素抵抗均有所降低。

对照我们的日常饮食生活就不难发现，现代人甚至无法保持实验中对照组的12小时断食。研究结果显示，如果现代人能尝试6小时进食的间歇性断食，就能显著改善胰岛素抵抗。同样的，间歇性断食也能改善瘦素抵抗。即使无法每天都坚持，每隔一天进行一次间歇性断食，也能改善代谢障碍和激素异常。

断食并非仅仅为了减肥。

2018年，《科学》杂志发表了一篇名为《正是时候来断食（A time to fast）》的论文。这篇论文指出，虽然断食能带来改善健康效果的原理与机制目前尚未完全明确，但定期限制能量的摄取，确实具有改善慢性炎症等诸多代谢异常、阻止神经退行性疾病恶化的功效。

可以预见，**未来，导入断食的饮食疗法将在代谢综合征、心脑血管疾病、阿尔茨海默病等疾病的治疗策略中占据一席之地。**

慢性炎症意味着人体免疫反应的开关一直处于开启状态。当免疫反应的开关一直开启，人体受到感染症的威胁时，将很难做出适当的反应。

通过断食来改善慢性炎症，能够直接反映在免疫功能的增强上。 在下一章中，我们将从免疫功能方面谈一谈具体采取什么样的生活方式，能帮助我们提高免疫力。

第
4
章

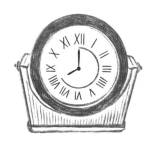

提升免疫力的生活习惯，
让身体焕然一新

01
免疫力由肠道细菌决定

　　人体自带保护自己免受外敌侵害的系统。我们的免疫系统能维持我们的健康，保护我们免受病毒、细菌、寄生虫、真菌及其他病原体的侵害。免疫系统会时刻保持警惕，监视入侵者，通过免疫反应攻击外敌，时刻为保护我们的身体做好准备。

　　在免疫系统的组成中，白细胞是核心成员。白细胞存在于胸腺、脾脏、骨髓、淋巴结等全身的淋巴组织中，并会在血液和淋巴液中不停地来回巡逻。一旦发现病原体，白细胞就会立刻增加数量，并发出讯息呼叫同伴增援。白细胞所使用的信使正是**细胞因子**。

细胞因子会通过在全身循环的方式，首先让大脑知道我们体内存在不速之客，并准备好应对的方式。在白细胞发出讯息之后，大脑首先会下达升高体温的指令，因为较高的体温能提高免疫细胞的移动性，帮助它们尽快赶赴前线。人体还会通过全身肌肉颤抖产生热量。在发烧之前，我们通常会感到发冷并浑身发抖，这一现象就是身体的免疫机制正在发挥作用。因此，如果在感冒初期立刻就服用退烧药物，反而会使免疫力下降。

肩负免疫功能的白细胞主要有两大类。

一种是吞噬细胞，它们能直接吞噬和分解病原体。肥大细胞、单核细胞、巨噬细胞、中性粒细胞都属于吞噬细胞。

第二种是淋巴细胞。它们会记住某种病原体过去曾入侵过体内。再遇到相同的病原体入侵，淋巴细胞就会使用"抗体"来发动攻击。正是因为淋巴细胞中保存着曾经遭受过感染的记录，所以我们只要得过一次水痘或麻疹，就能终生免疫。此外，淋巴细胞中还存在自然杀伤细胞（NK细胞），会对"初次见面"的病原体直接展开攻击。

肠道细菌是免疫系统的好帮手

那些对身体构成威胁的"外部敌人",最有可能在人们进食的时候入侵人体。

用餐时,细菌、病毒、毒素和未消化的食物等,会以入侵者的角色进入我们的体内。正因如此,人体70%~80%的免疫力都被配备在肠道中。

然而,在现实中,仅仅依靠自身的免疫系统并不能完全保护我们的身体。这是因为有太多的"外敌"会伴随食物一同进入身体,向我们发动攻击。为此,我们的肠道才会存有肠道细菌这种强大的免疫系统帮手。

肠道细菌会在肠道中死守自己的"地盘",时刻监视,不让其他病原体侵入。它们还负责将有入侵者的信息传达给吞噬细胞和淋巴细胞。除此之外,肠道细菌还能主动攻击入侵者,通过产生丁酸来抑制肠道炎症,维护肠道环境。

若想让肠道的免疫功能完全发挥作用，就不能少了肠道细菌的参与。可以毫不夸张地说，肠道环境的好坏决定了免疫力的高低。

02
肠道的起点是口腔

我们已经知道了肠道环境、肠道细菌的构成和免疫力之间的关系了。那么，你们知道肠道在哪里吗？

通常一听到肠道两个字，大家脑海中首先浮现的画面肯定是"在肚子里""肠道是胃下面的器官"。

其实，本书所说的肠道的起点是口腔。肠道是一种消化器官，包含了从口腔到肛门的全部。因此，我们在思考与肠道环境相关的问题时，千万不可忽视口腔环境。

口腔内约有700种细菌

嘴里的空间叫作口腔。口腔中也栖息着各种细菌。荷兰人安东尼·范·列文虎克于1674年首次发现微生物。他观察自己的牙垢后报告称"其中有许多小型动物在活动,十分可爱"。口腔内的细菌仅次于大肠,是人体第二大的微生物集团。口腔内的平均温度为37℃,唾液的pH值为6.5～7,呈弱酸性,这对细菌而言是一个非常稳定的繁殖环境。

截至目前,人类已经在口腔中发现约700种细菌。而且1 mL唾液中约含1亿至100亿个细菌,1 g牙垢的细菌数量与1 g粪便的细菌数量相当。

除此之外,口腔中还有原生生物、真菌、病毒等不同微生物共存。因此,每天当我们吞咽口水或吃下食物的时候,就会有约1万亿个微生物被我们吞进肚子里。

从口腔吞下的细菌,大部分都会被胃酸杀死。然而,胃酸的分泌能力会随着年龄的增长而逐年下降。因此,年纪越大，就会有越多的细菌通过胃部。如此一来就不难想象，口腔环境的恶化，会让下游的肠道环境受到波及。

口腔内的细菌与我们是共生关系。口腔中的黏膜和牙齿的表面有着易于口腔细菌附着的结构。附着在上面的口腔细菌则会阻止其他病原体附着，以此维持良好的口腔环境。然而，不良的饮食习惯、吸烟与喝酒，则会破坏这种生物共生的环境。

最容易破坏口腔环境的是砂糖。口腔内的细菌会使砂糖发酵，产生乳酸等酸性物质，腐蚀牙齿表面。当口腔内的环境酸性偏高，口腔细菌的组成就会发生变化（有害菌增多），从而引发牙周病。

改善肠道环境从口腔开始

想要改善肠道环境，必须先从肠道的入口，也就是口腔入手。为此，除了戒烟戒酒，定期去口腔医院或口腔科检查，及时清除牙结石，预防牙周病十分重要。

除了每天2次的刷牙和用牙线清洁牙缝之外，还有两件事推荐大家每天坚持做，那就是油拔法和清洁舌苔。

油拔法是印度传统医学阿育吠陀中一种改善口腔环境的方法。具体做法是含一口椰子油、芝麻油或橄榄油，然后在口中翻搅约15分钟后吐出。因为油脂会带走牙刷无法清除的污垢，所以做完油拔法后一定要将油吐出。

舌头表面的乳头状组织是一些细菌的藏身之处，尤其是舌苔比较白的人，其白色部位就有大量细菌，可以使用舌刷每天刮一次舌苔，做好舌头的清洁。

03

借助移行性复合运动清洁肠道

在我们的口腔中，1 mL唾液就含1亿个以上的细菌，不过这些细菌进入胃部后绝大部分都会被胃酸杀掉，因此，1 mL胃酸里只剩下不到100个细菌。

胃的下一站是小肠，在小肠的前半部分，每1 mL肠液中约有100个细菌，而到了小肠的最下端（回肠末端），每1 mL肠液中的细菌数却会增加到1 000万个之多。这是因为在小肠的前半段，有着与胃液一样能杀菌的消化液——胆汁，所以细菌是无法增殖的。

人体维护肠道环境的机制远不止如此，我们的身体还自带一套将经过杀菌的肠液从小肠的前半段向后半段推送的机制。这种肠道运动被称为移行性复合运动（MMC）。在MMC的作用下，<u>胃与小肠中的食物残渣和细菌被清扫一空，推向下一段消化道。</u>如果胃肠中一直残留有食物，细菌就会以此为食，不断增殖。因此，MMC在控制肠道细菌数量上是极其重要的。

没有清洁的时间，就会引发腹部不适

那么，MMC的功能低下会导致什么问题呢？

研究发现，部分引发全身神经功能低下的糖尿病，使肠道变硬以致无法活动的硬皮病等自身免疫性疾病，最初是由小肠细菌过度生长（SIBO）这一病态情况引发的，即在原本细菌数极少的小肠中，发生细菌异常增多的情况。

小肠细菌过度生长除了会引发腹胀、腹痛外，还会诱发便秘、腹泻、腹内产生过量气体等症状。因此，让MMC能够正常发挥其作用，对维持良好的肠道环境意义重大。

<u>而MMC只会在空腹时启动。</u>当我们处于空腹状态

时，肚子会发出"咕咕"的叫声，这就表示MMC开始运作了。从胃到小肠末端的这段消化道中，肠道内容物会以6～12 cm/min的速度，每隔90分钟移动一次。在这期间一旦进食，MMC就会立刻停止。因此，**想要保持适度的MMC，以维持肠道的清洁，就必须确保一定的空腹时间。**

然而，很多人的日常饮食节奏是早上吃过早餐不久又开始吃零食，没过多久就到了午餐时间，午餐后3点多开始吃下午茶，没几个小时又要吃晚餐，晚餐后洗完澡再吃个冰激凌……那除了睡觉的时间以外，MMC是不可能发生的。

如果想要启动MMC以清洁肠道，我们需要实践上一章中介绍的间歇性断食，即留出不进食的时间，有意识地引导和促进MMC。

04
维生素C是启动免疫力的关键

在这一节中，我想和大家聊一聊与免疫力直接相关的维生素和微量元素。

首先要提的就是维生素C。可以毫不夸张地说，**维生素C在免疫力中发挥着至关重要的作用。**免疫力的主力是淋巴细胞。而血液中维生素C的浓度越高，淋巴细胞的活性就越好，这是因为淋巴细胞的活动离不开维生素C的辅助。另外还有研究发现，维生素C与淋巴细胞的增殖也有着密不可分的关联性。

感冒了就吃猕猴桃

补充维生素C是患上感冒时最简单、最安全的缓解对策。有研究发现,感冒后补充较大剂量的维生素C,可以更快地改善感冒症状。

关于服用剂量,可参考以下相关研究。

一项研究将确诊感冒或流感的患者分成两组。一组受试者在确诊后最初的6小时内每小时服用1 g维生素C补充剂,之后每8小时服用1 g。另一组只是每8小时服用1 g维生素C补充剂。结果发现,服用大剂量维生素C的受试者症状改善的速度明显更快。

想要改善感冒的症状,维生素C补充剂并非唯一的选择。吃一些富含维生素C的水果也能获得同样的效果。猕猴桃就是一种富含维生素C的水果。另一项研究发现,吃猕猴桃也能缩短感冒的病程。

维生素C能对抗氧化压力

维生素C也是重要的抗氧化物质。为了对抗体内产生的各种氧化压力，我们需要确保足量的维生素C摄入。

人体其实自带一种可以再次利用已经使用过的维生素C的机制。然而，受到日常饮食质量或压力等因素的影响，体内的抗氧化物质需求量会随之大增，从而引发维生素C缺乏症。有研究指出，许多慢性疾病、癌症和糖尿病的患者都存在体内维生素C水平低下的问题。

植物和鱼类、两栖类、爬虫类、鸟类等动物的体内，都具有能自行合成维生素C的生物酶。而人类在进化的过程中失去了这种酶。为此，<u>我们只能通过饮食补充维生素C。除了上文提到的猕猴桃，柠檬和橘子等柑橘类水果、彩椒（红）、西蓝花、抱子甘蓝、甘薯等都是富含维生素C的食物。</u>

请注意在日常饮食中有意识地多吃富含维生素C的食物，让体内的维生素C始终保持充足。

05

维生素D可增强对传染病的抵抗力

生活在远古时代的人类都过着日出而作、日落而息的生活，这种规律的生活节奏已经深深地刻在了我们的基因之中。现代人也不例外。在日出期间，我们的身体具备沐浴阳光就能维持身体健康的机制，只要皮肤接受紫外线（UVB）的照射，皮肤里的胆固醇就会成为生产维生素D的原料，而被进一步利用。

过去，在大众眼中，维生素D不过是"调节钙质吸收的维生素"，在我们医生眼中，对维生素D的认识也只停留在"为骨质疏松患者开的强健骨骼的药"。

不过近年来，有许多研究指出，维生素D在改善免疫力方面同样具有显著的效果。

缺乏维生素D，容易重症化

维生素D能控制在抵抗传染病最前线的淋巴细胞和巨噬细胞等白细胞的功能。因此，当体内缺乏维生素D时，患上传染病以及出现重症化的风险都会有所上升。人体内的维生素D水平可通过25－羟维生素D_3浓度测定。25－羟维生素D_3的数值够高，就不容易患上感冒。

已有研究报告指出，体内维生素D水平不同，被新冠病毒感染后的症状也不相同。维生素D浓度（25－羟维生素D_3）超过30 ng/mL的人出现需要采用人工呼吸机接受治疗的重症化比例仅占7.2％。而维生素D浓度不足30 ng/mL的人重症化的比例竟然高达64％。

作为预防感染的对策，维生素D浓度达到50 ng/mL以上最为理想。可事实上，在日照时间较短的冬季，有35.4％的男性和62.2％的女性体内的维生素D浓度不足20 ng/mL，呈现缺乏维生素D的状态。

夏季5分钟，冬季15分钟，一起享受日光浴吧

只需要晒晒太阳，就能提高体内维生素D的水平，增强人体免疫力。我们没有任何理由拒绝阳光，请积极地走到户外去沐浴阳光吧。

其实，日光所能产生的维生素D十分有限。夏季每周3次接受30~60分钟的日光浴，也仅能提高0.9 ng/mL的维生素D水平。不过，维生素D是一种脂溶性维生素，具有可囤积的特性，可以每天一点一点储存在身体中。只要有意识地多晒太阳，就不容易患上维生素D缺乏症。

我的建议是养成在白天做日光浴的习惯，**夏季5分钟，冬季15分钟左右就足够了。**但请注意，涂抹防晒霜会影响日光浴的效果。如果担心长色斑，请积极补充含有抗氧化物质的蔬菜和水果。另外，我推荐在日光浴后涂一些椰子油，不仅能维持皮肤的弱酸性，还具有保湿和抗炎的效果。

维生素D是万能维生素

现在有些人过着一整天都晒不到太阳的生活，如果持续足不出户，很容易导致严重缺乏维生素D。研究发现，维生素D除了能提高免疫力之外，还具有抗癌、预防阿尔茨海默病、改善慢性疲劳、改善抑郁症、预防糖尿病、提高男性生理机能的效果，可谓是一种**万能维生素。**整天躲在室内生活，其实就是自动放弃了维生素D的这些保健功效。

除了日光浴之外，维生素D也可以从食物中获得。富含维生素D的食物有三文鱼、沙丁鱼等深海鱼、牛肝、黄油、奶酪、菌菇、蛋黄等。

此外，如果想预防传染病，需要在短时间内提升维生素D浓度，可以服用维生素D补充剂。不过请注意，**过量服用维生素D存在中毒的风险。**因此，我建议定时定量服用，如果可能，最好在服用期间同时测定血液中的维生素D浓度。

06

微量元素锌可杀死病毒

　　每年到了感冒高发的季节，有一种微量元素就会成为大家关注的焦点。它就是锌，元素符号写作Zn。锌在人体内的微量元素含量位居第2，仅次于铁。

促进免疫反应的锌

　　锌不仅是基因复制中必不可少的元素，还是人体内2 000多种生物酶的催化剂组成成分。

　　当病毒和细菌侵入人体时，淋巴细胞、巨噬细胞等白细胞的表面受体会进行确认工作，然后大量的锌快速进入细胞，启动免疫反应。在免疫反应中，有抗病毒、抑制肿瘤增殖作用的物质——干扰素会不断生成。一般认为，锌是调节干扰素活动时所不可或缺的元素，因此必须迅速进入细胞。

虽然锌可以通过饮食摄入，但如果摄入量不足，免疫反应就难以发挥功效。

研究发现，<u>服用含锌的补充剂能将感冒的病程缩短33％。</u>在实验中，锌还展现出对于多种病毒的抗病毒效果。除了能对抗流感病毒，锌还具有抑制重症急性呼吸综合征（SARS）病毒的功效。

常喝酒的人容易缺锌

锌很容易因我们的饮食习惯不佳而缺乏。喜欢大量饮酒的人，尿液中锌的排泄量会有所增加，如果日常饮食又不注重补锌，很容易导致缺锌的问题。另外，食物中的植酸会在肠道中阻碍锌的吸收。豆类、玉米和大米等食物富含植酸，以这些食物为主食的人，很容易出现锌不足的问题。除了鱼肉和其他肉类，牡蛎、杏仁、南瓜子等食物也都富含锌。

一般来说，只要均衡饮食，就不用担心缺锌的问题。

感冒初期请补锌

感冒初期，我们可以增加锌的摄取量。研究发现，在感冒初期，**尤其是出现症状的24小时内服用含锌的补充剂，能有效改善症状。**

不过，在服用营养补充剂之前，要特别注意的是补充剂里含有哪些成分。有些产品里除了锌，还含有大量其他的添加剂。如果含有人工甜味剂甘露醇或山梨糖醇，锌很可能会率先与这些物质结合而降低功效。另外，也要留意锌的种类，可选择葡萄糖酸锌或硫酸锌等锌吸收率更高的物质，而柠檬酸锌则要尽可能地少摄取。

07
培养运动习惯，预防感冒

除了日光浴，还有一种安全的感冒预防法，那就是运动。

有研究报告指出，进行中等强度运动（每天步行20～30分钟，隔天去一次健身房健身，每周骑2～3次自行车）的人，患感冒的概率会下降23%，感冒的病程也会缩短3～5天。运动不仅能增加肌肉，促进脂肪的燃烧，还能强化人体的免疫功能。

若想利用运动来预防感冒，有运动习惯的人效果会更加显著。美国做过一项针对1 000人的研究，主要调查了运动频率与秋冬出现流鼻涕、咳嗽等感冒症状的天数之间的关系。那些几乎不运动的久坐人群在3个月里平均有9天会出现感冒症状，而与之相对的，一周运动5天以上的人，在3个月里出现感冒症状的天数只有5天。大家可能会觉得运动与否对于天数的影响并不大，不过运动组受试者在症状方面都比较轻，能少受许多感冒之苦。

想改善慢性炎症，就要定期运动

每次运动时，我们的身体都会出现炎症反应。

运动对身体而言其实是一种压力事件，因此，身体会做出增加白细胞和炎症物质（细胞因子）的压力反应。不过，通过运动定期让体内的炎症性物质增加，反而可以强化人体抑制炎症的机制，让身体逐渐适应，日后遇到同类刺激时，就不会轻易出现炎症反应，从而让我们的身体更强壮。

当我们运动时，肌肉会分泌一种叫**肌细胞因子**的物质，这种物质能抑制肌肉的炎症。此外，肌细胞因子还具有促进脂肪分解、预防动脉硬化、改善胰岛素抵抗的作用。

身体发生慢性炎症后，当遇到外敌入侵时，就无法最大限度地发挥免疫系统的作用。而运动能改善慢性炎症，这就是运动能提高免疫力的原理。

相比肥胖人群，身材苗条的人定期运动能获得更显著的效果。由此可见，从提高免疫力的角度来看，我们也应该在日常生活中有意识地减肥。

超过1小时的激烈运动会造成损伤

运动对人体来说其实是种压力，因此如果运动强度过大，身体反而会受到伤害。如果像专业运动员那样进行长时间高度精神集中的运动，会让身体的免疫功能持续几天都处于受损的状态。

若是从提高免疫力的角度来看，我并不推荐普通人进行超过60分钟的运动。

进行60分钟以内的适度运动，NK细胞、CD8阳性T淋巴细胞等能直接捕捉癌细胞和病毒的免疫细胞会优先出现增多。之所以出现这种现象，是上述免疫细胞从淋巴结等淋巴组织进入血液的缘故。

每次运动都能强化身体对病原体和癌细胞的监视能力。因此，在合理范围内提高心率是非常重要的。**我推荐大家每天做一些能在短时间内提高心率的高强度间歇性运动（HIIT）等运动，并注意运动强度，以次日不再有运动疲劳为宜。**

如果存在心脏方面的问题，无法进行提高心率的运动，则可选择步行。**30分钟的步行也可以增加免疫细胞，建议每天多走路。**

08
好好睡觉

你每天睡几个小时呢?

现代人普遍存在睡眠不足的问题。最新研究发现,每天最好能保证7~9小时的睡眠时间。长期睡眠时间都很短的人,会增加罹患心血管疾病和癌症的风险。此外,**睡眠时间短与免疫功能的低下也有关系。**

现代人工作生活十分忙碌,大家总是想着早点起床干点什么,到了晚上又喜欢上网查点什么,打开手机刷刷视频,不知不觉就熬到了半夜。甚至有人认为,睡觉就是在浪费时间。

然而,如果你了解睡眠期间人体会发生什么,你一定会转变思维，知道确保睡眠时间有多么重要。

直到最近，有关睡眠机制的神秘面纱才逐渐揭开。

脑内废弃物会在睡眠中排出

由于大脑内没有淋巴组织，所以人们一直不知道大脑是如何排出代谢废物的。

2013年的一项研究发现，大脑中存在着一套有别于淋巴组织的排泄系统。含有大脑周围组织产生的废弃物的液体会穿过大脑动脉与脑神经细胞的间隙，直接流入静脉。研究人员将其命名为胶状淋巴系统。

这套将代谢废物从大脑运出去的机制，无法在大脑清醒的状态下发挥作用，只有在睡眠时才会开始运作。

在睡觉时，大脑清除会引起阿尔茨海默病的蛋白的速度会提高2倍。一旦无法清除这些大脑中的废弃物（炎症性的垃圾物质），就会造成睡眠障碍等问题的恶化。而睡眠障碍又会导致淋巴细胞、NK细胞等免疫细胞的减少。

可以说，人类是通过睡眠来维持自身免疫力的。

睡眠时间与感染传染病风险的关联性

那么，睡眠时长与感染传染病风险之间有着多大的关联性呢？

在一项以37～57岁，共计56 953名女性为对象的研究中发现，1天中睡眠时间不足5小时的人，在未来2年内患肺炎的风险高出70%。

睡眠不足有害身体，而睡眠时间过长同样不利于健康。与1天中睡眠时间不足5小时的人一样，那些1天中睡眠时间超过9小时的人，在未来2年内患肺炎的风险也高出50%。**<u>最理想的状态是每天确保8小时左右的优质睡眠。</u>**

在另一项研究中，对比1天中睡眠时间不足5小时的人与睡眠时间充足的人就"最近1个月之内是否得过传染性疾病"问题的回答后发现，睡眠时间少于5小时的人感染过传染病的概率高出80%。由此可见，在传染病高发的季节，更要有意识地确保睡眠时间。

睡眠不足的人可通过午睡和周末补觉来抑制炎症

身体需要到一定的时间才能修复因睡眠障碍而造成的伤害。

研究发现，如果连续5天睡眠不足，一星期之后，白细胞的数量仍无法完全恢复。不过别担心，如果是因为平时工作太忙而造成睡眠不足，可通过午间小睡，或是利用周末的时间来补觉，从而达到抑制炎症反应的目的。

另外，慢性睡眠不足与过量进食、体重增加也有关系。因此，睡眠不足也是减肥的天敌！

发热是免疫系统正在发挥作用的证据

另外，当我们感冒时，睡眠仍然是我们的最佳选择。睡眠能帮助身体尽快恢复，加快把能量分配到免疫系统的速度，从而有效支援免疫系统运作。

当我们的身体感染了传染病时，在睡眠中人体会产生更多热量，使体温快速上升。而体温上升又是激活免疫细胞的先决条件，因此，好好睡觉能让免疫系统更好地发挥作用。发热是免疫系统发挥作用的信号。因此，**在感染初期强行使用药物退烧，可能会有病程拉长的风险。**

09

褪黑素是强大的增强免疫力的物质

　　睡觉时，人体会分泌一种有助于提高免疫力的物质——褪黑素，我认为这是能提升人体免疫力的最强物质。

　　对睡眠有所了解的人一定不会对褪黑素感到陌生。它是大脑的松果体以血清素为原料产生的脑内神经传导物质。

　　褪黑素是在夜间自然分泌的，具有诱导睡眠的作用。含有褪黑素的营养补充剂通常也被当作睡眠诱导剂来使用。

　　褪黑素在过去一直被认为只是一种促进睡眠的成分。直到最近20年，才开始有研究报告指出，褪黑素同时也是一种能强化免疫力的关键物质。研究发现，**褪黑素在对付病毒、细菌和寄生虫上，都能发挥免疫功能的重要作用。**

大量动物研究结果表明，当传染病发展到出现重症症状时，使用褪黑素能提高生存概率，这是因为褪黑素能诱导激活免疫反应的物质，具有增强免疫力的作用。想让褪黑素发挥抗感染的效果，就要打造良好的肠道环境，减少内脏脂肪，以维持机体良好的免疫功能。

　　不仅如此，褪黑素还是一种强力的抗氧化物质。当发生重症感染时，体内会产生多种活性氧，对细胞造成严重的伤害。其中受伤害最严重的就是细胞中的能量工厂——线粒体。褪黑素是极少数能直接进入线粒体发挥作用的抗氧化物质之一，它能保护线粒体免受活性氧的攻击。活性氧不仅会氧化脂肪，还会产生剧毒物质乙醛，让富含脂肪细胞的细胞膜容易遭受攻击。

　　褪黑素能防止细胞膜的脂质被氧化，进而保护细胞。褪黑素所具备的这些抗氧化作用，也是它能帮助身体免受传染病伤害的关键所在。

强大的"吸血鬼激素",遇光则效果不佳

褪黑素是一种生理性激素,从晚上9点前后开始增加分泌量,到深夜时达到峰值,等到天快亮时停止分泌,然后我们就在早晨清醒了。刺激人体分泌褪黑素的关键是"黑暗"。相反,如果接触到"光",尤其是智能手机和电脑屏幕发出的蓝光,会在很大程度上抑制褪黑素的分泌。

正因如此,褪黑素又被称为"吸血鬼激素"。如果希望褪黑素大量分泌,在睡前2小时,就要避免使用LED灯以及会发出蓝光的电子产品,并在黑暗环境下入睡。

结合上一节中介绍的睡眠能提升免疫力的内容不难发现,其实<u>我们在睡觉时也在抵御感染。</u>若想在夜间促进褪黑素的分泌,就要在白天充分接受光照,抑制褪黑素的分泌。为此,<u>最佳做法就是早上一醒就去沐浴朝阳,做个日光浴。</u>

第

5

章

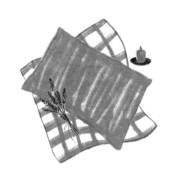

养成肠道好习惯，活得美丽又健康

01
养成健康的生活习惯

想要拥有健康的身体，必须要有健康的肠道环境。

有肥胖问题或囤积了大量内脏脂肪的人，他们的体内其实正在慢性发炎，并处于高血压、糖尿病、脂质代谢异常等疾病的高风险状态。我真希望他们能意识到，自己的生活方式已经造成肠道环境恶化，使身体原本具有的免疫力无法发挥正常作用。

在本章中，我将介绍如何改善激素异常，并同步改善肠道环境，让大家健康地瘦下来，打造一个不惧感染的健康体魄。目前我运营的线上健康学校中，已有超过100名学员亲身实践了这些方法。

"虽然想减肥，但就是坚持不下去……"

"体重刚刚降下来，马上又反弹回去了……"

"在健身房办了卡，去了几次就不想去了……"

"尽管已经决定要多走路，但没坚持几天就嫌麻烦，最后还是选择坐车……"

我们常常会遇到这种已经定好目标却半途而废的情况。

虽然刚开始的时候下定决心要好好坚持，可是想要持之以恒却很难，这是因为我们没有把行动习惯化。在大多数情况下，挑战之所以会失败，是因为我们想要的改变与目前的生活习惯相差甚远。

先改变生活习惯，才能有效改善肠道健康

我们的大脑其实对改变深恶痛绝。这是**因为自我意志决定行为，例如想要做某件事，会给我们的大脑带来超乎想象**

的负担。

我们一天之内的行为中，大约有50％是在无意识的情况下完成的。举例来说，每天早上刷牙、喝咖啡等行为不需要思考力和意志力的参与，这些行为几乎不会对大脑产生负担。这类在无意识下所做的行为被称为"习惯化行为"。有意为之的行为与习惯化的行为在大脑中所对应的处理区域也不同。

有意为之的行为由头部前侧的前额叶负责，而习惯化的行为则由位于大脑中心部位的基底核负责处理。由前额叶掌管的行为，我们可以借由语言说明自己为什么会做出这一举动。而大脑基底核负责处理的行为则很难用语言来加以解释，因为这是一种无意识的、不会带来压力的行为。因此，当你想要养成某种习惯，希望自己能长期坚持做某件事时，就必须改变大脑中处理行为的部位，使之习惯化。

为了拥有健康的身体，就必须养成健康的生活习惯。而健康的生活习惯涵盖了**饮食、运动、睡眠与压力管理**这四个要素。只要把这四个要素变成自己的生活习惯，身体就会慢慢地发生变化。

在我的线上健康学校中，我会请学员尝试改善肠道环境的肠道清洁法、帮助身体高效排出毒素的排毒法，以及为期两周、可预防癌症的集中饮食法，这些都是能够促进肠道有益菌增殖、保持身体健康的好方法。但如果无法养成良好的生活习惯，以上种种尝试都无法得到任何效果。

02
如何才能养成习惯

　　伦敦大学的研究结果显示，人要养成一个习惯，平均需要花费66天的时间。那么，我们究竟要怎么做，才能激活与习惯化行为息息相关的大脑区域，也就是大脑基底核呢？让我们先来看看"习惯"的定义吧。理解了习惯化行为，自然就能明白怎么做才能养成习惯。

　　习惯是在某个特定的诱因下所引发的自动且无意识的反应，这些反应在不断重复的过程中就会成为后天所形成的行为模式。习惯化的行为是通过有意识地不断重复某个行为而逐渐形成的，绝非与生俱来的。换句话说，习惯是个人有意识地想要长期做某件事，并且最终的确做到了。

"每天坚持"比"做了多少"更重要

综上可知，养成习惯的关键在于**每天坚持做。**

我们需要反复一个行为，让负责处理这一行为的大脑部位从前额叶逐渐转变为基底核。这里的重点是"每天不要间断"，养成习惯与某个行为每天做多少次并无太大关系。

举例来说，假设我们希望养成慢跑的习惯。如果持续了3天、每天30分钟的慢跑之后，突然喊停，这样三天打鱼两天晒网，就无法养成慢跑的习惯。但哪怕每天只跑1分钟，只要有意识地坚持下去，那么慢跑这件事就会成为你的习惯。

与其在开始跑步之初就设定"30分钟""5公里"这样的大目标，还不如将关注点放在"养成跑步的习惯"上，才有可能收获更好的效果。我们往往会高估自己，认为每天坚持去做某件事情并不难。

其实，最初我们根本不需要考虑"完成量"，俯卧撑1次也好，深蹲1次也不错。重要的是有意识地去完成那些简单到让人无法找借口推脱的小目标。同样的，只要能每天坚持跑几步，养成慢跑的习惯后，接下来要延长跑步的时间或距离就简单多了。

迎接改变的第一步

要养成一个健康的习惯，<u>**最开始的28天至关重要。**</u>请在这28天里，随时关注自己的饮食、运动和睡眠习惯。

· 饮食方面，养成间歇性断食的习惯。

· 运动方面，养成每天运动20分钟的习惯。

· 睡眠方面，养成睡前做深呼吸的习惯。

看到这些内容，有的读者可能会质疑："只要做到这些就可以了吗？"事实上，只执行一个月的话，体重几乎不会发生太大改变，肌肉力量不会有很大的提高，体型也不会有明显的改善。不过，有意识地养成这些基础习惯后，之后不论是我们的身体状态，还是体型，都会获得巨大的改变。

03

饮食习惯① 减糖

　　如果想要养成持续间歇性断食的饮食习惯，需要让我们的身体能在一定时间内忍受没有能量摄入的状态。

　　经常摄入糖类（碳水化合物）的人是无法一下子做到16小时断食的。为此，最开始需要面对的课题就是"在短时间内彻底断绝糖类的诱惑"。

　　在本书的第1章第3节中，我介绍了盲目限制糖类摄入的危险性。如果没有任何准备就开始长期断糖，不考虑其他饮食搭配，那么这就是一种危险的极端限制糖类摄入的饮食行为。

　　如果真的想要瘦身，并减掉内脏脂肪，我们首先要做到的是"正确减糖"。

让身体恢复到能有效利用更多糖类的状态

随着年龄的增长，我们的身体分解和吸收碳水化合物的能力会逐渐减弱。分解碳水化合物的消化酶的分泌能力逐年下降，如果继续保持年轻时的饮食习惯，会对肠胃造成很大的负担。此外，人体将吸收的葡萄糖转移至细胞内的能力也逐渐减弱（胰岛素抵抗），无法被利用的葡萄糖会残留在身体内。未被吸收的葡萄糖会在体内引发糖化反应。糖化反应是指糖类与蛋白质、脂肪相结合，产生终末糖化产物（AGEs）的现象。

AGEs会加速细胞衰老，引发炎症。其余的葡萄糖则会转化为脂肪，最终被身体储存起来。

由此可见，如果摄入超出当前身体处理能力的过量糖类，就会加速身体衰老，促进脂肪囤积。相反，如果希望提高身体处理糖类的能力，就必须确保更长的不摄入糖类的时间。

以往的多项研究结果表明，断食能有效改善胰岛素抵抗。用间歇性断食明确区分进食与不进食的时间段，能为身体创造改善胰岛素抵抗的机会。

糖类是人体最重要的营养素。我们希望达成的目标是让身体恢复到能有效利用更多糖类的状态。

如何摆脱"糖瘾"

糖类有一个令人意外的特点，那就是其在大脑中引发的反应与毒品十分类似。

能产生与毒品类似的反应，意味着糖类具有成瘾性，一旦停止摄入糖类，就会触发身体的戒断反应。

在糖类中，小麦在这一特性上表现得尤为明显。在一项研究中，研究人员让肥胖者服用戒毒的药物"纳洛酮"。结果发现，服用后受试者对碳水化合物的需求得到抑制。这一结果说明，碳水化合物会促进"脑内毒品"内啡肽的分泌，这就是每次吃碳水化合物都会产生幸福感的原因。内啡肽的出现意味着碳水化合物的库存不够了，接着就会出现戒断反应，让人更想吃甜食，由此陷入无法摆脱"糖瘾"的恶性循环中。

那么，我们应该彻底断糖多久呢？人体渴望碳水化合物的高峰会持续5天左右，因此，只要能连续5天断糖，之后就能更轻松地控制对糖类的渴望。

在断糖期间，我们需要彻底阻断胰岛素的分泌。至于该如何度过这5天，可参照我在之前的章节中介绍的那样，采用骨头汤断食法，补充碳水化合物以外的能量，这样能获得更佳的效果。

在正式开始断食前，需要提前做好准备，保证开始前的一周内除了正餐，不摄入任何碳水化合物，也不吃任何零食。

04

饮食习惯② 避免摄取劣质脂肪

人体内有超过60万亿个细胞，这些细胞都被细胞膜包裹着。

健康的细胞，其细胞膜富有弹性，能够顺利地吸收氧气和营养素，并排出废弃物和毒素，帮助细胞保持健康有活力的状态。构成细胞膜的主要成分是脂质。如果通过饮食摄取的脂质是容易诱发炎症的脂质，就会在细胞膜上引发炎症，从而导致细胞的功能显著下降。

因此，我希望大家意识到，<u>选择摄取什么类型的脂肪对细胞功能的影响远超我们的想象。</u>

限制糖类的摄取后，身体会明显出现能量不足的感觉。

为此，在限制糖类摄取期间，如果不能吃到含有适量蛋白质和足量脂肪的食物，单纯断糖只会让我们的身体陷入能量不足的极端饥饿状态。而这种极端的饥饿状态会让免疫力直线下降，人也会变得无精打采，无法正常生活。

在常见的断糖饮食法中，大多不会规定蛋白质的摄取量和脂肪的摄取种类。这样断糖的方法并不能获得断糖应有的改善胰岛素抵抗的效果。

因此，在激素异常没有得到改善的情况下进行减肥，到头来只会白忙一场。这也是为什么很多人采取了饮食控制，却还是瘦不下来，或者即使瘦了依旧会反弹的原因。

避免外出就餐，才能杜绝劣质脂肪

很多人并不知道，摄入不好的脂肪会在体内诱发炎症。

那么，哪些脂肪是不好的脂肪呢？简单来说，就是容易劣化的脂肪。最具有代表性的就是反复使用的油脂。这样的油含有很多不利于人体健康的化合物。

除此之外，起酥油、人造奶油等各种人工制造出来的油脂也会引发炎症。反复使用的劣化油脂会对身体造成很大的伤害。外面餐馆的菜品、市售的熟菜与盒饭用的究竟是什么油、用了多久，我们对此一无所知。

因此，为了养成健康的生活习惯，避免摄入劣质油脂，我们应<u>**尽量减少在外用餐。**</u>

05
养成间歇性断食的习惯，只需28天

　　只要花几天时间执行少食或断食，体重就会下降。但是我们最想甩掉的脂肪，却几乎没有受到影响。我们减掉的重量几乎都来自水分。当我们停止进食后，就会启动储存在肝脏和肌肉中的糖原。这些糖原会和水分子结合，在分解的时候水分也会随之消失。而且，当体内的糖类不足时，我们的肌肉会自行分解，产生氨基酸，再代谢转变为糖。因此，在饮食限制初期所减少的，其实是水分和肌肉，脂肪并没有得到燃烧。

　　若想让脂肪燃烧起来，就必须严格限制会合成脂肪的激素——胰岛素的分泌。但想要改善胰岛素功能低下（胰岛素抵抗）的问题，则需要花点时间。

换言之，想打造一个会燃烧脂肪的身体，并不是一蹴而就的事情。

先改善胰岛素抵抗，才能有效燃脂

脂肪在什么情况下会燃烧呢？

答案是当我们静下来时，脂肪会通过肌肉内的代谢作用而燃烧。说得再简单一点，脂肪是在我们睡觉时燃烧的，使用脂肪进行能量代谢就会燃烧脂肪。因此，我们首先要做的是**改善胰岛素的功能，同时增加能够燃烧脂肪的肌肉量。**

吃完晚饭后体内的血糖值会上升，与此同时胰岛素也开始分泌。当胰岛素把血糖值降到一定程度后，就会停止分泌。之后脂肪就会开始分解。因此，理想的情况是胰岛素及时、充分地发挥作用，快速降低血糖值。

但是，当出现胰岛素抵抗后，胰岛素水平居高不下，导致人体无法进入脂肪分解阶段。断食能有效地改善胰岛素抵抗，这就是我强烈推荐大家在减肥中尝试断食法的原因。

当然，如果采用不吃晚餐的方法，等到了睡觉时间体内的胰岛素水平已经很低了，减肥效果自然不错。不过，饿着肚子睡觉可能会让人产生心理压力，所以我并不是很推荐这种方法。

用28天改变饮食习惯

间歇性断食是只要坚持28天就能养成习惯的饮食法。

就如我在前文第3章第10节里介绍的，为了改善胰岛素抵抗，并不需要进行连续好几天不吃饭的断食，只要通过间歇性断食，也就是每天确保16小时不进食，就能带来很明显的效果。

不过对于那些过着餐餐都离不开碳水化合物、两餐之间还要吃点零食的人而言，直接挑战16小时不进食的饮食法，确实比登天还难。

为此，我们需要一个循序渐进的实施计划。

☰ 06
实行间歇性断食的具体方法

在为期28天的间歇性断食计划中，第一周最为关键。能否顺利完成第一周的安排决定着整个断食计划实施的成败。

第1周（第1—7天）

在第1周的前4天，先进行骨头汤断食，彻底断糖，让肠道得到休养。骨头汤中含有的优质蛋白质，能够有效改善肠道环境。

前3天的饮食内容只有骨头汤、水和花草茶。第4天的午餐，为了避免对消化造成负担，可以选择喝绿色的蔬果昔，晚上则以蒸蔬菜或沙拉为主，搭配少量蛋白质和脂肪。

第5天至第7天，身体已经转换到"只需少量食物即可满足"的状态，请有意识地将单日的糖类总摄入量控制在100 g以内，这一分量相当于2小碗白米饭。请将进食时间控制在12小时以内，在这12小时内想维持吃三餐的习惯也没关系，但千万不能吃零食。

第2周以后（第8—28天）

从第2周起，我们开始逐渐缩短进食时间。像这样逐渐缩短进食时间的方法叫作<u>渐强式断食。</u>逐步将进食时间从12小时缩短到10小时，最终控制到8小时。

刚开始的时候，可以先从推迟早饭的时间入手，等身体适应后就可以不吃早餐。在一天只吃午餐、晚餐的情况下，将午餐开始到晚餐结束的时间逐渐缩短到8小时以内，保持2周。在此期间，每周有2天的进食时间为8小时，其余5天的进食时间为10小时。

从第4周开始，才开始面临真正的挑战。比如，每天的进食时间都控制在8小时以内，一周选择2天将进食时间进一步缩短到4小时，尝试一日一餐等。逐渐加大力度，挑战更短的进食时间。

在尝试以上断食计划的过程中，具体能做到什么程度存在着很大的个体差异。对于那些对糖类依赖较为严重的人（尤其是在正餐以外还会吃零食的人）来说，在最初阶段要他们只靠骨头汤度过一天都不太容易。他们会在断食期间出现大脑一片空白、手脚发麻、发冷等症状，于是打起了退堂鼓。

如果出现这类情况，还是先暂停断食吧。然后在接下来的1个月内，先做到不吃零食，不再摄入劣质脂肪。做到这两条后，再来挑战断食。经过1个月的准备，几乎所有人都能顺利断食。

断食与锻炼肌肉一样，通过逐渐加大强度，反复练习，我们对断食的耐受性也会越来越好。**如果尝试某个挑战发现强度太大，完全可以做到一半就中止。通过反复尝试，我们可以帮助身体逐渐恢复成不再依赖糖类的状态。**

在这一过程中，有的人会十分在意"什么能吃，什么不能吃"的问题。其实，大家只要将关注点锁定在"只在规定的进食时间段内进餐"即可。**大家唯一需要严格遵守的是不摄取劣质的脂肪。**方法很简单，就是尽可能地避免下馆子，不要吃市售的盒饭、熟菜等。

除此之外，虽然还有尽量多吃蔬菜、少吃小麦制品、多补充水分等要求，但**最重要的还是缩短进食时间，尽量延长让肠道休息的时间。**大家努力做到这一点就可以了。

间歇性断食是可以长期坚持实践的。我现在基本每天都将进食时间控制在8小时之内。只要能在8小时内完成进食，同时确保进食结束到入睡之间有2小时的间隔，就不用担心长胖。

07
养成运动习惯

在我的线上健康学校里，除了要让大家在28天内养成间歇性断食的习惯外，也会要求大家养成每天运动的习惯。

话虽如此，如果一上来就要求每天跑步30分钟，或跟着视频做有氧健身操，大多数人通常只能坚持几天就坚持不下去了。

加拿大维多利亚大学的一项研究观察了学生们养成定期去健身房的习惯需要花多长时间。在研究中，研究人员对受试学生进行了严格的监督和观察，即便如此，学生们养成运动习惯仍然花费了6周之久。

所谓习惯，就是无意识的行为。想让大脑切换到不用费力下定决心也能自然而然地开始运动，其实这是一件非常困难的事情。而仅凭自己的意志力，在没有其他人监督的情况下养成每天运动的习惯更是难上加难。

创造能强迫自己运动的环境

为了养成运动的习惯，我们需要为自己打造一个不得不做运动的环境。为此，首先要为自己设定每天的运动量，内容要简单到让人很难想出不去执行的理由。

举例来说，可以将每天的运动任务设定为1个俯卧撑或1次深蹲。不用在意完成的运动量有多小，坚持每天抽时间动起来才是最重要的。

有了第1次之后，接着做第2次、第3次就不是那么困难的事情了。因此，一开始就把目标设定为1次吧。但有一点我希望大家要特别注意，那就是"因为昨天练了10次，所以今天至少也得练10次"的观念会令人受挫，反而容易让运动习惯的养成走向失败。

就算昨天练了10次，今天的运动任务也仅仅是完成1次就好。在养成习惯的过程中，最重要的是**重复做相同的事情。**你可以等到对每天运动不再有抵触感后，再对每天的练习次数和强度加码。

强制力是另一个重点。想养成运动的习惯，我们就需要有支撑这一行为的环境。**如何打造出一个让我们想去运动的环境，或者说不得不去运动的环境，是能否养成习惯的关键。**

在健康学校的实践中，我会要求所有学员向大家汇报今天做了什么运动，这样的汇报义务会让强制力发挥作用。如果你是一个人开展运动，可以向周围的人宣布"我要开始运动啦"，或是利用社交媒体每天打卡。总之，可以通过各种方式，为自己创造有强制力的环境。

设定最终有望达成的目标

为了保持健康，开展运动的最终目标可以设定为每天锻炼肌肉4~10分钟。相较于30分钟以上的有氧运动，我更重视**能防止肌肉萎缩的力量训练。**

我们不需要刻意去健身房用器械练习，只需利用自己身体的重量，徒手健身就足够了。可以尝试俯卧撑、仰卧起坐、深蹲、弓箭步跳、开合跳等。

我推荐的运动方式是HIIT，这种运动会在短时间内交替进行运动和休息，从而提高运动效果。具体的做法是全力运动20秒，休息10秒，以此为1次，反复做8次，合计4分钟为1组。养成运动习惯的最终目标是每天做2组这样的训练，具体方法可参考我的另一本书《好习惯胜过好医生》。

定期运动能够促进生长激素的分泌。生长激素顾名思义，是与人体的生长发育有关的激素。这种激素在十几岁的青春期分泌最为旺盛，之后会随着年龄的增长而逐渐减少分泌。生长激素能防止衰老，也与肌肉量的增加和皮肤的弹性有关。

运动是促进生长激素分泌最切实有效的方法。坚持运动可以帮助我们的身体保持年轻不老化的状态。

然而，过长时间的运动反而会降低免疫力。而时间短又能提高心率的运动，除了能增加血液中淋巴细胞的数量，还能加快它们在体内的巡逻速度。只要每天坚持运动，就能激活负责捕捉入侵病毒的NK细胞，让身体时刻做好对抗病毒感染的准备。

08
改善肠道环境的3R

　　养成间歇性断食和每天运动的习惯后，我们的健康状态就会逐渐得到改善。在此基础上，我再为大家介绍一些能改善肠道环境的方法。

　　改善肠道环境可分为3个阶段，分别为**重启（Reset）、重建（Rebuild）和重植（Reinoculate）**。取它们的首字母，我们把这套方法叫作**改善肠道环境的3R。**实行3R的时候，要依照顺序来进行。最后"重植"的具体做法是摄取优质的发酵食品。

　　为了改善肠道环境，有的人会选择吃含有大量双歧杆菌、乳酸菌的酸奶和纳豆等发酵食品，或是服用含有乳酸菌的营养补充剂。然而大家需要知道的是这些看似有益身体健康的做法，对有些人来说，有时可能会带来反效果。

如果患有第4章第3节中（详见第133页）介绍的小肠细菌过度生长（SIBO）的人摄入这些发酵食品或乳酸菌制剂，会引发腹部不适症状的恶化。对于肠道菌群已经失衡的人而言，进一步增加肠道细菌是一种非常危险的行为。在受到污染的河流中，不论投放多少鱼苗，这些鱼都无法存活。同理，不论补充多少优质菌种，如果肠道环境已经不干净，这些有益菌也难以带来改善效果。因此，我们要做的第一件事就是让河流恢复清澈，也就是清洁我们的肠道。接下来，我来介绍具体的方法。

第一步：重启（Reset）

重启的目的是清理肠道环境。可以尝试传统医学中能调理肠胃的草药或食物，清除肠道中的有害菌。以下4种东西可供选择：

A. 牛至精油

牛至精油是从2 500多年前就被人类使用发现并沿用至今的超级精油。牛至精油中所含的活性成分之一——香芹酚具有抗病毒、抗菌、抗真菌的特点，可以对肠道中的念珠菌等真菌和其他有害菌发挥抗菌功效。

念珠菌感染不仅会发生在人体的肠道，也会发生在女性的外阴或阴道，还有舌头念珠菌感染（舌头发白）等。不论是哪种情况，牛至精油都能有效抑制念珠菌的增殖。另外，它对脚气白癣菌等真菌感染也有抑制效果。

除了感冒和流感，牛至精油还能改善诺如病毒、大肠杆菌O-157等引发的食物中毒。

牛至精油中含有丰富的维生素C、维生素E等抗氧化成分，能作为抗衰药物使用，延缓细胞衰老。

B. 芦荟汁

芦荟汁是将芦荟的叶片完全磨碎后，榨取而成的汁水。芦荟汁里富含的膳食纤维，可以作为肠道有益菌的食物，有助于调理肠道环境。此外，芦荟汁还富含B族维生素、维生素C、维生素A及大量氨基酸。

在印度传统医学阿育吠陀中，芦荟被用来治疗便秘和其他肠道不适。芦荟汁还具有抗菌、抗病毒、抗真菌的功效，能提高人体免疫力。

C. 胶体银

自古以来，人们会用银来装饰日常生活用品，认为这样做能防止疾病在人之间的传播。以治疗疾病为目的使用银器的记录最早可以追溯到1 500年前中国的汉朝时期。

银离子能刺穿细菌的细胞壁，进入细胞内部，阻碍细胞呼吸，以此抑制细菌的增殖。胶体银是银离子均匀分布在水中的悬浮液，具有抗菌、抗病毒和抗真菌的功效。

D. 黄花风铃木

风铃木是高约8米的中型树木，而黄花风铃木是巴西国花。

早在印加时代，南美洲的原住民们就会把这种植物的树皮晒干，用于治疗念珠菌、疟疾等传染病。最近几年，黄花风铃木的抗癌功效正在逐渐受到关注。

09

为有益菌打造一个家

重启阶段结束后，接着就进入重建（Rebuild）阶段了。重建的目的是修复肠黏膜组织，打造一个适宜有益菌生活的环境。

第二步：重建（Rebuild）

A. 活性炭

活性炭对食品添加剂、化学品、农药、重金属（汞、铅、镉、砷）具有吸附作用。因为活性炭本身无法经由消化道被人体吸收，所以对于经服用进入体内的物质，具有减少吸收的作用。在医疗中，活性炭经常被用在应对急性药物中毒等情况。

想要彻底改善肠道环境，可以使用活性炭为肠道做一个
大扫除。

B. 左旋谷氨酰胺

谷氨酰胺是人体可以自行合成的氨基酸，但它并非必需
氨基酸。不过，当我们受伤或感染病原体，身体承受较大压
力时，这种氨基酸容易出现不足。因此，我们需要不断补充
这种营养成分。

人体中有30％的谷氨酰胺存在于肠道中。谷氨酰胺具有
能够改善肠黏膜空隙的功效。也就是说，这种成分能修复肠
漏，抑制肠道发炎的症状。

在重建阶段，可服用活性炭一周，服用左旋谷氨酰胺补
充剂六周。并且在此期间，有意识地摄取以下这些食物：

·椰子油、MCT油：抗真菌

·姜黄、生姜、大蒜：抗炎症、改善肠道环境

·草饲黄油、草饲澄清黄油：改善肠道炎症

·苹果醋：抗菌、抗氧化

第三步：重植（Reinoculate）

在重建阶段服用完一周活性炭后（一边继续服用左旋谷氨酰胺），就可以进入最后一个重植（Reinoculate）阶段了。我们可以通过摄取膳食纤维和发酵食品来完成重植。

关于发酵食品，请尽可能选择天然发酵的食品。除了要吃蔬菜和水果来补充膳食纤维，还应积极摄入有益菌偏爱的食物——益生元。

A. 益生元

大葱

洋葱

芦笋

棉子糖（从甜菜中提取的天然低聚糖）

车前草

魔芋（葡甘露聚糖）

B. 发酵食品

纳豆

泡菜

味噌

酱油（天然发酵型）

米糠腌菜

酒曲

康普茶（使用加入砂糖的红茶、绿茶或乌龙茶，经发酵
而成）

10
伴随一生的健康习惯

我们很容易受短期欲望的驱使，却不擅长为长期收益付诸持续性的行动。

参加了28天养成健康习惯的活动后，许多人切身感受到自己身体状态的改善。然而，随着这个短期计划的结束，不少学员又回到过去的生活模式中。尤其是当28天养成的运动习惯还没有稳固下来，只要中途中断一天，就会连着几天拖拖拉拉懒得运动，最终退回到过去的状态。因此，在线上健康学校的28天活动结束后，我仍然会要求学员们报告之后3个月内每天的运动内容。只要能坚持90天左右，大家就会逐渐形成一天不运动就浑身不自在的状态。

因此，在勉强自己的前提下，无论如何请先坚持3个月，你将会看到过去从未见过的全新风景。

只要持之以恒，身体渴望的东西也会随之出现

"坚持"是养成健康生活习惯过程中遇到的最大障碍。

为了达到减重目的，可以持续进行好几个月的间歇性断食。等到达成目标体重后，就可以将断食安排稍稍放宽，例如，把进食时间控制在12小时内，这样并不会有什么问题。我自己就是一周之内只有5天把进食时间设定在8小时以内，但是无论怎样延长都不要超过12小时。

千万不要再吃加工食品（尤其是零食）和劣质脂肪，不喝果汁和汽水，这些要求乍看之下可能觉得很难做到，但其实只要坚持一段时间，然后再次尝试并亲自体验到它们所引发的身体不适后，很多人就再也不会碰这些食物了。

过去，我每天都会在便利店买巧克力吃，但现在，就算把巧克力放在我面前，我也不会产生想吃它们的冲动了。

对于那些身体原本就不需要的东西，我们会自然而然地不再想把它们放入口中。

享受没有压力又身心自在的生活

糖类（碳水化合物）原本是人类最主要的营养来源。因此，控糖一段时间后，我们还是需要回到摄取糖类的状态。

全球有5个被称为"蓝色地带"的长寿地区，这些地区生活着许多年过90，甚至年过100的老人，而且他们都非常健康。冲绳就是其中一个长寿地区（不过，现在的冲绳是日本肥胖率最高的地区，因此这里仅以冲绳现有的高龄人士为对象）。

那么，冲绳的长寿老人都过着怎样的生活呢？研究发现，他们的饮食中几乎没有蛋白质和脂质，而是以番薯为主，因此摄取的营养中有90%都是碳水化合物。而且他们吃饭都只吃八分饱，绝不会把自己吃撑。老人们平时不会久坐，经常走动，还会积极参与社交，很少感到孤独。

我们普通人一说到"为了健康"，往往只会关注应该吃什么或不能吃什么，但其实**如何过上不会累积压力的生活才是最为关键的。**

虽说我开设的线上健康学校也会介绍清肠法、排毒法和预防癌症的饮食法等内容，但我并不认为每个人都需要尝试这些方法。

只要尝试本书中介绍的方法，调整自己过往的生活习惯，就能收获十分可观的改善效果。在重建自己的生活方式后，我希望各位读者能够深入地思考一下，什么样的生活方式才是自己应该遵循的，并在这一生中坚持不懈地摸索适合自己的营养、运动、睡眠与压力管理方法。

结语

健康不平等的时代已到来

2020年4月，我收到一封来自陌生人的邮件。

打开一看，信件的内容是询问我是否有出书的意愿。因为过去也曾收到过这种陌生邮件，心想着"又来了"，当我仔细查看后才发现，邮件真的是出版社发来的！说实话，当时我十分震惊。其实关于出书这件事，我一直有个模糊的想法，但总觉得那会是更久以后的事情。

2020年初，关于新冠病毒的报道已经在全球成为舆论的焦点。然而，日本国内似乎对新冠疫情并不关注，相关的新闻报道也很少。当时，我对此感到十分愤慨，为什么如此重大的事件却没有人在认真报道呢？因为从日本的媒体上完全无法获得相关信息，那时的我连续数日不断查找、阅览国外的医学论文。

渐渐地，我萌生出必须把这些搜集到的信息尽快公布的想法，便开始在社交平台上发布与病毒感染相关的医学信息。刚开始，我的订阅者很少，但在后来的短短2个月里，有超过2万人订阅了我的频道。日本Cross Media出版社也正是关注到我在社交平台上发布的内容，才有了一开始提到的邀约出版图书一事。

后来，我们逐渐认识到，新冠病毒是一种传染性很强且重症后致死率很高的病毒。除了公共方面的防疫措施，我们个人更应该关注的是自身免疫力，思考怎样才能不被感染，感染病毒后怎么做才能尽快痊愈，而不是单纯地感到恐惧。

欧美的研究报告指出，肥胖人群对新冠病毒的抵抗力较弱。因此，我认为很有必要以减肥和提高免疫力这两点为主旨开始撰写本书。

或许有不少读者会觉得，本书中提到的方法与市面上同类书籍所介绍的方法有点不一样。的确，本书介绍的保健法都是我亲身实践、反复试错后总结而成的，同时也是我指导100多名学员实践并切实收获效果的方法。因此，本书并非单纯汇总前人介绍过的内容。知识只有在实践和体验之后才能真正被理解。本书介绍的健康方法都是经过实践检验的真知灼见。

不知大家是否听过"健康不平等"的说法。健康不平等指的是个人因生长环境、从事的职业、收入水平等的不同而造成患病风险和寿命长短方面的差异。

现代人大量摄入价格低廉、成分以糖类为主的加工食品，吃价格相对较高的蔬菜、水果的机会则比较少。虽然有人认为这是收入连年下降造成的。但我个人却认为，问题的症结所在不仅限于此。形成健康不平等的最大原因是很多人真的不知道自己正在吃的食物其实对身体不好。

日本将超越老龄化社会，朝着20％以上人口年龄超过65岁的超级老龄化社会迈进。如果以现在的健康状态去迎接这一超级老龄化社会，可以预见未来医疗费用、看护费用等社会保障支出必然会出现缺口。日本人的平均寿命在全球排名第二。然而在"健康寿命（能保持生活自理、不因健康问题造成日常生活受限）"上，男性要比平均寿命短8.4年，女性则短12.1年。换言之，大多数人到了晚年都无法保持生活自理。

因此，现在正处于40～50岁的人，都应该掌握正确的健康知识，养成持续运动的习惯，让自己无论活到多少岁，都能够保持长期生活自理，并在生活中巧妙地排解压力。如果能做到这些，那么将来要面临的健康问题和经济问题，也就能解决一大半了。

如今，贫困儿童的肥胖比例较高也逐渐成为社会问题。我们应该让孩子们了解，吃下大量的加工食品和碳水化合物，以及吃到饱为止的饮食习惯，会对身体造成伤害。同时还要加强饮食教育，告诉他们多吃蔬菜和水果的重要性。

与其说健康不平等的问题源自收入水平的差异，还不如说是健康知识的多寡造成的。实践本书介绍的延长不进食时间的饮食法，能在不增加伙食费的前提下，让我们的饮食方式变得更健康。就算每一步的改变很小也没有关系，只要一点一点地去尝试和实践起来就好。

现在，我除了在医院上班，工作之余还运营着自己的线上健康学校。除了饮食方法外，我还提供包含运动、睡眠、冥想等各种有益健康的习惯养成计划。另外，抑郁的情绪和压力是健康最大的敌人，所以我还分享了"笑"的专项练习。

这类方法在其他医生看来堪称"另类"，有的同行甚至会怀疑我在搞什么可疑的活动。尽管如此，我还是一直在坚持。在此，我要感谢我的最佳理解者——我的太太贺子，她同时也是一名内科医生。起初，我并不想以医生的身份在社交媒体上传播信息，但是我的两个儿子达也和阳路每天都会点开我的视频，并且第一时间为我点赞。他们的鼓励成为我坚持更新视频的原动力。今后我也会持续发布新的内容，为大家的健康尽一己之力。

参考文献

第1章

1. Joshi Shilpa & Viswanathan Mohan, Ketogenic diets: Boon or bane?, 2018.

2. Gary D Foster et al., Weight and metabolic outcomes after 2 years on a low-carbohydrate versus low-fat diet: a randomized trial, 2010.

3. Jennifer J Rayner et al. Very low calorie diets are associated with transient ventricular impairment before reversal of diastolic dysfunction in obesity, 2019.

4. Corby K Martin et al., Effect of calorie restriction on resting metabolic rate and spontaneous physical activity, 2007.

5. Timothy S Church et al., Changes in weight, waist circumference and compensatory responses with different doses of exercise among sedentary, overweight postmenopausal women, 2009.

6. Priya Sumithran et al., Long-term persistence of hormonal adaptations to weight loss, 2011.

7. Michael Rosenbaum et al., Long-term persistence of adaptive thermogenesis in subjects who have maintained a reduced body weight, 2008.

8. Rundles RW et al., Trans Assoc Am Physicians, 1963.

9. Paul Trayhurn, Hypoxia and adipose tissue function and dysfunction in obesity, 2013.

10. FItem & D Konrad, Visceral fat and metabolic inflammation: the portal theory revisited, 2012.

11. Jordi Pegueroles et al., Obesity and Alzheimer's disease, does the obesity paradox really exist? A magnetic resonance imaging study, 2018.

12. Laurent Younes et al., Identifying Changepoints in Biomarkers During the Preclinical Phase of Alzheimer's Disease, 2019.

13. Deborah Janowitz et al., Association between waist circumference and gray matter volume in 2344 individuals from two adult community-based samples, 2015.

14. Axel Kallies, T cell immunosurveillance controls B lymphoma development, 2014.

15. D Craig Allred, Ductal carcinoma in situ: terminology, classification, and natural history, 2010.

16. Preetha Anand, Cancer is a preventable disease that requires major lifestyle changes, 2008.

17. Xiao Dong, Brandon Milholland & Jan Vijg, Evidence for a limit to human lifespan, 2016.

18. Hojun Lee et al., Exercise training increases skeletal muscle strength independent of hypertrophy in older adults aged 75 years and older, 2019.

第2章

1. Jean Robert Rapin & Nicolas Wiernsperger, Possible links between intestinal permeability and food processing: A potential therapeutic niche for glutamine, 2010.

2. P G Jackson et al., Intestinal permeability in patients with eczema and food allergy, 1981.

3. Emily R Davenport et al., Seasonal variation in human gut microbiome composition, 2014.

4. Lawrence A David et al., Diet rapidly and reproducibly alters the human gut microbiome, 2014.

5. Aleksandra Tomova et al., The Effects of Vegetarian and Vegan Diets on Gut Microbiota, 2019.

6. Vincent B Young & Thomas M Schmidt, Antibiotic-associated diarrhea accompanied by large-scale alterations in the composition of the fecal microbiota, 2004.

7. Les Dethlefsen & David A Relman, Incomplete recovery and individualized responses of the human distal gut microbiota to repeated antibiotic perturbation, 2011.

8. Joshua Z Goldenberg, Dominik Mertz & Bradley C Johnston, Probiotics to Prevent Clostridium difficile Infection in Patients Receiving Antibiotics, 2018.

9. Fredrik Bäckhed et al., The gut microbiota as an environmental factor that regulates fat storage, 2004.

10. Peter J Turnbaugh et al., An obesity-associated gut microbiome with increased capacity for energy harvest, 2006.

11. Peter J Turnbaugh et al., An obesity-associated gut microbiome with increased capacity for energy harvest, 2006.

12. Carlotta De Filippo et al., Impact of diet in shaping gut microbiota revealed by a comparative study in children from Europe and rural Africa, 2010.

13. Tanusree Sen et al., Diet-driven microbiota dysbiosis is associated with vagal remodeling and obesity, 2017.

14. Na-Ri Shin, Tae Woong Whon & Jin-Woo Bae, Proteobacteria: microbial signature of dysbiosis in gut microbiota, 2015.

15. Jacques Amar et al., Energy intake is associated with endotoxemia in apparently healthy men, 2008.

16. Luying Peng et al., Butyrate enhances the intestinal barrier by facilitating tight junction assembly via activation of AMP-activated protein kinase in Caco-2 cell monolayers, 2009.

17. Tim Vanuytsel et al., Psychological stress and corticotropin-releasing hormone increase intestinal permeability in humans by a mast cell-dependent mechanism, 2014.

第3章

1. Raphaela Cecília Thé Maia de Arruda Falcão et al., Processed and ultra-processed foods are associated with high prevalence of inadequate selenium intake and low prevalence of vitamin B1 and zinc inadequacy in adolescents from public schools in an urban area of northeastern Brazil, 2019.

2. Bernard Srour et al., Ultra-processed food intake and risk of cardiovascular disease: prospective cohort study (NutriNet-Santé), 2019.

3. Thibault Fiolet et al., Consumption of ultra-processed foods and cancer risk: results from NutriNet-Santé prospective cohort, 2018.

4. Shanti Velmurugan et al., Dietary nitrate improves vascular function in patients with hypercholesterolemia: a randomized, double-blind, placebo-controlled study, 2016.

5. Leonardo Trasande et al., Estimating burden and disease costs of exposure to endocrine-disrupting chemicals in the European union, 2015.

6. Julia R Varshavsky et al., Dietary sources of cumulative phthalates exposure among the U.S. general population in NHANES 2005-2014, 2018.

7. D J Pettitt et al., Insulinemia in children at low and high risk of NIDDM, 1993.

8. Danielle Lann & Derek LeRoith, Insulin resistance as the underlying cause for the metabolic syndrome, 2007.

9. Etan Orgel & Steven D Mittelman, The links between insulin resistance, diabetes, and cancer, 2013.

10. Andrew M F Johnson, Shaocong Hou & Pingping Li, Inflammation and insulin resistance: New targets encourage new thinking: Galectin-3 and LTB 4 are pro-inflammatory molecules that can be targeted to restore insulin sensitivity, 2017.

11. Satoshi Kadowaki et al., Fatty Liver Has Stronger Association With Insulin Resistance Than Visceral Fat Accumulation in Nonobese Japanese Men, 2019.

12. Negar Naderpoor et al., Faecal Microbiota Are Related to Insulin Sensitivity and Secretion in Overweight or Obese Adults, 2019.

13. Irina Ciubotaru et al., Significant differences in fecal microbiota are associated with various stages of glucose tolerance in African American

male veterans, 2015.

14. Junjie Qin et al., A metagenome-wide association study of gut microbiota in type 2 diabetes, 2012.

15. Nadja Larsen et al., Gut microbiota in human adults with type 2 diabetes differs from non-diabetic adults, 2010.

16. Els van Nood et al., Duodenal infusion of donor feces for recurrent Clostridium difficile, 2013.

17. Anne Vrieze et al., Transfer of intestinal microbiota from lean donors increases insulin sensitivity in individuals with metabolic syndrome, 2012.

18. Jessica R Allegretti et al., Effects of Fecal Microbiota Transplantation With Oral Capsules in Obese Patients, 2020.

19. Bo Kyung Koo, The Differential Association between Muscle Strength and Diabetes Mellitus According to the Presence or Absence of Obesity, 2019.

20. G Natalucci et al., Spontaneous 24-h ghrelin secretion pattern in fasting subjects: maintenance of a mealrelated pattern, 2005.

21. Ulrick Espelund et al., Fasting unmasks a strong inverse association between ghrelin and cortisol in serum: studies in obese and normal-weight subjects, 2005.

22. Ana B Crujeiras et al., Weight regain after a diet-induced loss is predicted by higher baseline leptin and lower ghrelin plasma levels, 2010.

23. L D Clamp et al., Enhanced insulin sensitivity in successful, long-term weight loss maintainers compared with matched controls with no weight loss history, 2017.

24. Elizabeth F Sutton et al., Early Time-Restricted Feeding Improves Insulin Sensitivity, Blood Pressure, and Oxidative Stress Even without Weight Loss in Men with Prediabetes, 2018.

25. Mohammed A Alzoghaibi et al., Diurnal intermittent fasting during Ramadan: the effects on leptin and ghrelin levels, 2014.

26. Andrea Di Francesco et al., A time to fast, 2018.

第4章

1. Shariq Najeeb et al., The Role of Nutrition in Periodontal Health: An Update, 2016.

2. Gwendolyn N Y van Gorkom et al., Influence of Vitamin C on Lymphocytes: An Overview, 2018.

3. R M Douglas, E B Chalker & B Treacy, Vitamin C for preventing and treating the common cold, 2000.

4. H C Gorton & K Jarvis, The effectiveness of vitamin C in preventing and relieving the symptoms of virus-induced respiratory infections, 1999.

5. Denise C Hunter et al., Consumption of gold kiwifruit reduces severity and duration of selected upper respiratory tract infection symptoms and increases plasma vitamin C concentration in healthy older adults, 2011.

6. Renée Wilson et al., Inadequate Vitamin C Status in Prediabetes and Type 2 Diabetes Mellitus: Associations with Glycaemic Control, Obesity, and Smoking, 2017.

7. Femke Baeke et al., Vitamin D: modulator of the immune system, 2010.

8. Mark Alipio, Vitamin D Supplementation Could Possibly Improve Clinical Outcomes of Patients Infected with Coronavirus-

2019(COVID-19), 2020.

9. Akiko Nanri et al., Serum 25-hydroxyvitamin d concentrations and seasonspecific correlates in Japanese adults, 2011.

10. Yu Mi Lee, Se A Kim & Duk Hee Lee, Can Current Recommendations on Sun Exposure Sufficiently Increase Serum Vitamin D Level?: One-Month Randomized Clinical Trial, 2020.

11. Harri Hemilä, Zinc lozenges and the common cold: a meta-analysis comparing zinc acetate and zinc gluconate, and the role of zinc dosage, 2017.

12. Noboru Uchide et al., Effect of antioxidants on apoptosis induced by influenza virus infection: inhibition of viral gene replication and transcription with pyrrolidine dithiocarbamate, 2002.

13. Aartjan J W te Velthuis. et al., Zn(2+)inhibits coronavirus and arterivirus RNA polymerase activity in vitro and zinc ionophores block the replication of these viruses in cell culture, 2010.

14. Darrell Hulisz, Efficacy of zinc against common cold viruses: an overview, 2004.

15. Harri Hemilä, Zinc lozenges and the common cold: a meta-analysis comparing zinc acetate and zinc gluconate, and the role of zinc dosage, 2017.

16. Hyun Kun Lee et al., The effect of exercise on prevention of the common cold: a meta-analysis of randomized controlled trial studies, 2014.

17. David C Nieman et al., Upper respiratory tract infection is reduced in physically fit and active adults, 2011.

18. Eduardo Agüera et al., Denervated muscle extract promotes recovery of

muscle atrophy through activation of satellite cells. An experimental study, 2017.

19. Jacob A Siedlik et al., Acute bouts of exercise induce a suppressive effect on lymphocyte proliferation in human subjects: A meta-analysis, 2016.

20. Austin B Bigley et al., Acute exercise preferentially redeploys NK-cells with a highly-differentiated phenotype and augments cytotoxicity against lymphoma and multiple myeloma target cells, 2014.

21. Jean-Philippe Chaput, Caroline Dutil & Hugues Sampasa-Kanyinga, Sleeping hours: what is the ideal number and how does age impact this?, 2018.

22. Maiken Nedergaard, Neuroscience. Garbage truck of the brain, 2013.

23. Lulu Xie et al., Sleep drives metabolite clearance from the adult brain, 2013.

24. J Born et al, Effects of sleep and circadian rhythm on human circulating immune cells, 1997.

25. Sanjay R Patel et al., A prospective study of sleep duration and pneumonia risk in women, 2012.

26. Aric A Prather & Cindy W Leung, Association of Insufficient Sleep With Respiratory Infection Among Adults in the United States, 2016.

27. Julie Lasselin et al,. Effect of long-term sleep restriction and subsequent recovery sleep on the diurnal rhythms of white blood cell subpopulations,2015.

28. Brice Faraut et al., Napping reverses the salivary interleukin-6 and urinary norepinephrine changes induced by sleep restriction, 2015.

29. Slobodanka Pejovic et al., Effects of recovery sleep after one work week

of mild sleep restriction on interleukin-6 and cortisol secretion and daytime sleepiness and performance, 2013.

30. Mayumi Watanabe et all., Association of short sleep duration with weight gain and obesity at 1-year follow-up: a large-scale prospective study, 2010

31. Markus H Schmidt, The energy allocation function of sleep: a unifying theory of sleep, torpor, and continuous wakefulness, 2014.

32. Luca Imeri & Mark R Opp, How and why the immune system makes us sleep, 2009.

33. Antonio Carrillo-Vico et al,. Melatonin: buffering the immune system, 2013.

34. Hana M A Fakhoury et al., Vitamin D and intestinal homeostasis: Barrier, microbiota, and immune modulation, 2020.

35. Sarah Laxhmi Chellappa et al, Non-visual effects of light on melatonin, alertness and cognitive performance: can blue-enriched light keep us alert?, 2011.

第5章

1. Gaston Godin & Mark Conner, Intention-behavior relationship based on epidemiologic indices: an application to physical activity, 2008.

2. Phillippa Lally et al., How are habits formed: Modelling habit formation in the real world, 2009.

3. Bas Verplanken & Henk Aarts, Habit, Attitude, and Planned Behaviour: Is Habit an Empty Construct or an Interesting Case of Goal-directed Automaticity?, 2011.

4. Elizabeth F Sutton et al., Early Time-Restricted Feeding Improves Insulin Sensitivity, Blood Pressure, and Oxidative Stress Even without Weight Loss in Men with Prediabetes, 2018.

5. Daniel D Langleben et al., Depot naltrexone decreases rewarding properties of sugar in patients with opioid dependence, 2011.

6. Navin Kaushal & Ryan E Rhodes, Exercise habit formation in new gym members: a longitudinal study, 2015.

7. David Neal et al., The Science of Habit CREATING DISRUPTIVE AND STICKY BEHAVIOR CHANGE IN HANDWASHING BEHAVIOR, 2015.

8. Wilson Sim et al., Antimicrobial Silver in Medicinal and Consumer Applications: A Patent Review of the Past Decade (2007-2017), 2018.

9. Gurpreet Kaur & Neelam Verma, Nature curing cancer - review on structural modification studies with natural active compounds having anti-tumor efficiency, 2015.

快读·慢活®

《少食生活》

少吃一点，活久一点！

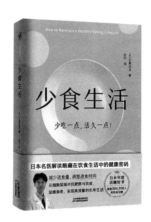

日本年度话题好书！改变 500 000 人的饮食习惯。

日本消化科名医、健康管理师亲身实践，从不健康的生活到少食生活，解读暗藏在饮食生活中的健康密码。控制进食的节奏、时间和次数，关注排毒与健康，从细胞层面对抗肥胖与炎症，延缓衰老，实现高质量的长寿生活！

理论知识和实践指导相结合，专业权威，内容科学且通俗易懂，让你能看懂、易操作，立刻就能实践健康且长寿的生活！

快读·慢活®

《好习惯胜过好医生》

几乎所有的疾病都能靠好习惯预防!

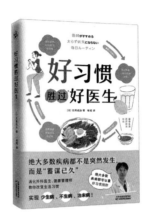

作者深入剖析饮食、运动、睡眠、心态等多方面,分享了平衡肠道菌群、无意识养成习惯以及轻松进行力量训练的重要性及改善方法。书中详细讲解了28天进阶式断食,从初级到高级,逐步改善肠道环境,养成健康的饮食习惯,拯救超负荷的身体!不仅如此,书中还重点讲解了如何养成增肌的运动习惯,以及增肌的意义,收录了针对普通人的力量训练方法,完全图解,一看就会,简单、易坚持。更有平衡肠道菌群、健康饮食建议及真人案例分享,告诉你良好的生活习惯就是对抗疾病的超级武器!

让你通过改变日常生活小习惯,实现少生病、不生病、治未病!

快读・慢活®

从出生到少女，到女人，再到成为妈妈，养育下一代，女性在每一个重要时期都需要知识、勇气与独立思考的能力。

"快读・慢活®"致力于陪伴女性终身成长，帮助新一代中国女性成长为更好的自己。从生活到职场，从美容护肤、运动健康到育儿、家庭教育、婚姻等各个维度，为中国女性提供全方位的知识支持，让生活更有趣，让育儿更轻松，让家庭生活更美好。